JN106312

病院経営者の心得と M&Aの実際

～私の病院経営哲学とM&A手法を完全公開～

伯鳳会グループ　理事長　古城資久

推薦の辞 ―21世紀の病院・複合体経営の羅針盤

二木　立（日本福祉大学名誉教授）

　古城資久さんは、2001年に御尊父の死去に伴い、医療法人伯鳳会理事長に就任して以来、わずか10年間で、兵庫県赤穂市中心に新病院、クリニック、特別養護老人ホーム、障がい者授産施設などを次々に開設して、同市最大の「保健・医療・福祉複合体」を形成するとともに、県内の小規模病院をM&Aで取得しました。さらに2010年以降は、大阪、東京等の大都市部で、社会福祉法人や医療法人のM&Aを積極果敢に行い、またたく間に10病院・60余りの介護系施設、職員5,000人超、年収500億円超・経常利益50億円超の、全国有数の病院グループ・複合体に成長させました。

　ここまでなら同様の「サクセス・ストーリー」は他にもいくつかありますが、古城さん・伯鳳会グループには他にはない特色が2つあると思います。

　私が最も注目しているのは、古城さんが、経営情報（財務諸表）を含めた情報公開を、職員に対しても、社会に対しても徹底して行っていることです。21世紀に入って病院のM&Aが盛んになり、それについての論文や本も多数出版されるようになっていますが、それらのほとんどは一般論にとどまり、事例が示される場合も、病院名、ましてや経営情報は隠されています。それに対して、古城さんはそれらをすべて公開しています。本書の第二部「私の病院M&A手法」は、この領域のバイブルになると思います。

　もう1つは、伯鳳会グループが共通の経営理念として、「平等医療・平等介護」を掲げていることです。私の知る限り、大規模病院グループ・複合体でこれを経営理念に掲げているのは伯鳳会グループだけです。この理念は医療・介護の原点と言えますが、「格差社会」が進行し、しかも診療報酬・介護報酬が厳しく抑制されている日本で貫くのは簡単なことではありません。本書の第一部から、「平等医療・平等介護」と効率的経営を両

立させる古城さんの経営哲学とノウハウを学べると思います。

　この2つの特色は2020年以降のコロナ禍の中でもいかんなく発揮され、それが古城さんと伯鳳会グループの社会的威信を高めました。この点は本書の第一部第一章で生き生きと描かれています。私は、「ソロバンは忘れつつ常にソロバンを忘れない」にしびれました。

　実は、私が古城さんに単著の出版をお勧めしたのは2009年2月です。当時、私は古城さんの論文「地域完結型医療VS地域包括型医療─保健・医療・福祉複合体の優位性を論じる」(『病院経営』2009年2月20日号)を読んで、古城さんが自グループの実践・実績に基づいて、都市型医療圏以外では、「地域包括型医療」＝複合体の方が、独立した医療機関間の「地域完結型医療」より、医療の質と経営の両面で優位であることを示したことに注目し、この論文を含めてそれまでに発表された論稿をまとめて単著を出版することをお勧めしました。それから13年後に、『病院羅針盤』の長期連載をベースにして、それが実現したことを大変嬉しく思っています。

　21世紀の病院・複合体経営の羅針盤であると同時に、医療経営学の生きた教科書とも言える本書が、病院経営者はもちろん、医療政策の担当者や研究者等に、広く読まれることを期待します。

はじめに

　私は地方の中規模民間病院の二代目として生まれ、40歳目前まで外科勤務医として生活していました。すでに父親の経営する医療法人伯鳳会・赤穂中央病院で働いていましたので、将来は跡取りとして病院を経営するのだろうと漠然と考えていました。しかし、父親が肝臓がんを患い余命1年と宣告され、40歳になる目前に何の準備もない中、突如として経営を担うことになりました。

　実質的に経営者となった1998年の承継当時、病院は53億円の売り上げこそあるものの二年連続1億円前後の赤字、固定負債56億円、簿外債務3億5千万円、自己資本比率7.7％の経営危機にありました。その日から四半世紀、職員や先輩経営者、医療経営学やコンサルタントの先生方、公認会計士の先生方、金融機関の皆さま、などに助けられながら病院経営者として泥縄式経営を継続してきました。

　気が付くと2021年度の伯鳳会グループの決算は総収入が承継時の10倍を超える546億円、経常利益57億円、固定負債396億円、自己資本比率36.1％の小さからぬ、弱からぬ医療グループに成長していました。

　世の中には素晴らしい医療経営者がたくさんおられ、私の成果など小さなものと知ってはいますが、産労総合研究所の医療雑誌「病院羅針盤」の連載をきっかけに、私の経営観や経営手法を本にすることを勧められ、本書をまとめてみました。

　本書の中で私は「経営理念の実現を目指す」「中長期的成長戦略を描く」「職員を含むすべてのステークホルダーの成功を期する」といった内容を書いているのですが、自分がこれまでそのように行動できていたかと言いますと、恥ずかしながら否としか言えません。

　しかし、本書は自分がこのような経営者でありたい、このような経営者になりたいという願望を綴ったものであるとは言えるでしょう。

日本の名経営者の一人、日本電産会長の永守重信氏は、最も参考にする経営書は何かと問われたとき「自分の著書」と答えられました。それを初めて知ったとき私は奇異に感じましたが、自分がこうありたい、経営者とはこうあるべきだとの考え方を自身が綴ったものこそ、自分の理想の経営書という意味であろうと考えるようになりました。

　もし経営を開始したばかりの40歳の私が本書を読むことができたなら、本書に興味を持てたに違いない、参考になったに違いないという経営に対する考え方や経営手法を思いつくがままに書いてみました。

　私はまだ還暦をいくつか過ぎたばかりで経営者としては道半ばではありますが、もし医療経営を始めたばかりの若い方々に本書に興味を持っていただくことができれば、これにまさる幸せはありません。

　経営者は苦しいこともつらいことも多く、特に医療系の経営者はどれほど成功しても社会的な評価は低いものです。しかし、それに倍加する喜びや達成感、やりがいがあると思います。

　私の父は、当時赤穂中央病院に薬剤師として勤めており、現在は私の妻となった女性に、私との結婚を勧めるときにこう言ったそうです。

　「病院はおもしろいぞ」

2022年12月

伯鳳会グループ理事長　古城資久

伯鳳会グループの概要

伯鳳会グループの概要

【伯鳳会グループM&Aの歴史】

1960年　古城猛彦が兵庫県赤穂市に有床診療所・古城外科医院19床を開業

1964年　古城病院64床を開院、医療法人伯鳳会に改組。その後265床に増床、介護老人保健施設、訪問介護ステーションを開設

2001年　古城猛彦死去、古城資久が理事長に就任、赤穂市内に新病院、クリニック、特別養護老人ホーム、通所介護施設、通所リハビリ施設、障碍者授産施設などを開設

2005年　十愛会国仲病院（兵庫県明石市）を取得

2006年　産科婦人科小国病院（兵庫県姫路市）を取得

2009年　神河健康福祉の里（兵庫県神崎郡神河町）として介護老人保健施設、スポーツ施設を開設

2010年　社会福祉法人大阪暁明館（大阪市此花区）を取得

2012年　白鬚橋病院、介護老人保健施設ベレール向島（東京都墨田区）を取得

2015年　おおくまセントラル病院、介護老人保健施設おおくま（兵庫県尼崎市）を取得

2015年　社会福祉法人あそか会（東京都江東区）を取得

2016年　医療法人五葉会（兵庫県姫路市）を取得

2018年　藤森医療財団（兵庫県姫路市）を取得

2019年　医療法人積仁会（埼玉県日高市）を取得

2020年　産科婦人科小国病院を藤森医療財団に帰属させたのち売却

2020年　大阪中央病院（大阪市北区）を取得

2022年4月現在、兵庫県、大阪府、東京都、埼玉県に3医療法人、3社会福祉法人、1有限会社を運営し、10病院の他60余りの医療介護系施設を経営している。

1960 赤穂中央病院

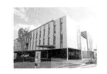
2005 明石リハビリテーション病院

2010 大阪暁明館病院

2012 東京曳舟病院

2015 あそか病院

2015 はくほう会セントラル病院

2016 城南多胡病院

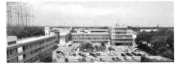
2019 積仁会 旭ヶ丘病院

2020 大阪中央病院

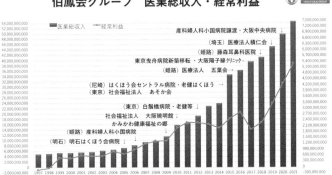

伯鳳会グループ　医業総収入・経常利益

伯鳳会グループ　職員行動指針（クレド）

1、私たちは、お客様にとって親近感の涌くあたたかくてやすらぐ施設と
　なります。
　・私たちは、いつも積極的に笑顔で挨拶します。
　・私たちは、困っている人を見かけたら声をかけます。
　・私たちは、丁寧な言葉づかいで敬意を持ったコミュニケーションをと
　　ります。
　・私たちは、専門的な話でもわかりやすい言葉でお伝えします。
　・私たちは、5S（整理・整頓・清掃・清潔・躾）の徹底をします。

2、私たちは、最良の施設と人を提供することで、お客様のニーズに応え、
　お客様から選ばれる施設となります。
　・私たちは、最新の知識・技能を学びます。
　・私たちは、個人としての目標を持ちます。
　・私たちは、問題解決のための提案、行動を行います。
　・私たちは、常にインフォームドコンセントを実行します。

3、私たちは、すべてのお客さまとお客さまを愛する方がたに対し、平等
　で差別のないサービスを提供します。
　・私たちは、すべてのお客様に、常に同じ態度や対応でサービスの提供
　　をします。
　・私たちは、必要な情報のみを取り扱い、個人情報の保護につとめます。
　・私たちは、職業人としてお客様に接するのみならず、ひとりの人間と
　　してお客様に向き合います。

4、私たちは、医療・介護・福祉・教育の先進的な複合サービス提供体と

なります。

・私たちは、グループの施設について理解し、説明・紹介をいつだれに対しても行います。

・私たちは、グループ内の円滑な連携のために、情報交換の方法を明確にし、コミュニケーションをとります。

・私たちは、情報提供や連携の要望に対して迅速に対応します。

・私たちは、専門性の異なる多職種の人たちの意見やアイデアを積極的に取り入れて、サービスを提供します。

・私たちは、お客様のニーズに応じたサービスを積極的に行います。

5、私たちは、地域の方々にとって頼りになる身近な存在となります。

・私たちは、地域の人に開かれた催しを積極的に開催します。

・私たちは、災害時に避難者を最大限に、受け入れる準備を行います。

・私たちは、ボランティアや実習生を受け入れる体制を整えます。

経営理念

　伯鳳会グループ共通の経営理念は「平等医療・平等介護」である。

　医療法人伯鳳会・定款　第二章　目的及び事業　第３条

　本社団は病院、診療所、介護老人保健施設を経営し、博愛の精神に基づき、科学的で且つ適正な医療の普及をもって地域医療に貢献し、並びに弱者にやさしい医療、へき地医療にも広く貢献する事を目的とする。

１、我々は健康サービスの水準を高く保ち、いつも最新の健康サービスが提供できるよう研鑽し、最良の設備、環境を整えます。

※　安心して生命をゆだねられる組織であると共に、そのサービスの質でお客様から選ばれる先進的な医療・介護・教育・健康の複合サービス提供体となる事を誓います。

※　必要な医療介護設備を高いグレードで整えると共に、療養環境にも十分に配慮した、やすらぐ健康サービス施設を目指します。

２、我々はお客様に愛情と尊敬を持って接し、お客様にとって何が最良かを一緒に考え実践します。

※　我々はお客様を差別しません。社会的に弱い立場の人々にも敬意を持って十分な健康サービスを提供します。

※　我々はインフォームドコンセントを守るだけでなく、お客様とお客様を愛するかたがたの心を思いやり、共に考え、決して逃げません。

３、我々は地域社会に安心を提供し、いつも親近感のわく、あたたかい健康サービスを行ないます。

※　地域に密着し、いつでもどなたにも健康サービスを提供する、心やさしい医療・介護・教育・健康の複合サービス提供体であり続けると共

に、これをもって地域社会に安心という大きな財産を築きます。

4、我々は他の健康サービスを行なう方々と連携し、地域の方々の健康と生活を守ります。

※　病診連携、病病連携、介護サービスとの連携を幅広く行い、地域の医療介護を共に支えると同時に、医療介護の連続性を守ります。

5、我々は健康サービスを通じて自己実現を図り、もって多大なる社会貢献を果たすと共に、自らも幸福となります。

※　健康サービス提供者たる者の初心を忘れず、本分を守り、誇りを持てる職場を創ると共に、多くの健康を指向する方々のお役に立つことを通じてその対価を受け取り、自分と自分の愛する人々の幸福を追求します。

病院経営者の心得とM&Aの実際
〜私の病院経営哲学とM&A手法を完全公開〜

目　次

第一部

ここを押さえれば
病院経営は向上する

第一章　vs コロナ・ファイトから病院経営を考える

　2020年〜2022年度は、新型コロナとの戦いに明け暮れた医療界ですが、われわれ伯鳳会グループもコロナに振り回された３年間でした。

　2022年４月時点で東京曳舟病院（東京都墨田区）、あそか病院（東京都江東区）、大阪暁明館病院（大阪市此花区）、はくほう会セントラル病院（兵庫県尼崎市）、赤穂中央病院（兵庫県赤穂市）、旭ヶ丘病院（埼玉県日高市）が新型感染症重点医療機関として病棟単位でコロナ患者の入院受け入れを行っています。

　また、城南病院（兵庫県姫路市）が帰国者接触者外来・発熱外来を、自院内でPCR検査を行っています。明石リハビリテーション病院（兵庫県明石市）では、ポスト・コロナの入院受け入れを、大阪中央病院（大阪市北区）も企業・職域のワクチン集団接種に協力しています。

　コロナ感染はすでに第８波に突入し、戦いは長期に及んでいます。しかしコロナワクチンの接種も行われ、各種治療薬も開発されるにつれ、新型コロナ感染症に関して少々見通しが立ってきたのではないかと思います。

　そこで、ここまでコロナに対峙してきた民間病院経営者として、危機管理と経営について思うところを述べたいと思います。

１）ものごとの本質をつかむ

　われわれ伯鳳会グループは2020年２月、ダイヤモンド・プリンセス号の乗客の健康診断に東京曳舟病院DMATが出務しており、早くから新型コロナウイルス感染症とかかわりがありましたが、まだ対岸の火事でした。しかし、2020年４月末にグループ内の特別養護老人ホーム社会福祉法人あそか会・北砂ホームでクラスターが発生、入居者44人、職員７人の計51人がPCR陽性となり、入居者26人が有症状化、５人が亡くなりました。６月１日にクラスター終束を宣言することができましたが、一カ月余りの間、

有症状者を受け入れたあそか病院をはじめ伯鳳会グループから多くの職員が北砂ホームの応援に出務し、大変な日々を過ごしました。

　われわれがクラスターを乗り切ることができたのは、各病院・施設の迅速かつ適切な行動と互いの協力の賜物と考えますが、それらの力を集中することができたのは最初にコロナ禍とは科学的には「感染症である」、社会的には「災害医療に準ずる」と定義できたことでしょう。コロナ禍という未知なる事象の全体像を把握することができたため、多くのノイズや感情的問題に惑わされることなく、方針を決めることができました。

　病院には、経営的にも医療的にも過去も現在も、そして未来も多くの問題が降りかかるでしょう。些事に惑わされずその本質が何であるかを早期に把握することが経営にとって最重要課題だと改めて認識できました。

　問題の本質をつかむのは経営者の大切な仕事です。その仕事には俯瞰的視野が必要なので、最も高い高度を飛んでいる経営者はそれを行う責務があると思います。実は経営は職階によって飛行する高度が違います。つまり視野の及ぶ、考えの及ぶ範囲はその責任の範囲であるため、飛行高度により決まってしまう傾向があるのです。

　ほとんどの人は一番大事なのは自分です。次に職場の仲間であり、最後に病院全体でしょう。経営者も同じなのですが、一番大事な自分と病院が常に一体化していることが他の職階と全く違います。つまり、どんな時も病院全体に責任の範囲が及ぶため、飛行高度が高くなり、視野が広がるのです。

　病院の中には経営者よりも能力の高い人はたくさんいるでしょう。しかし、飛行高度は職階・責任範囲によって決まっているため、その人も全体を見渡す俯瞰的視点は持ちにくく、能力の高い人といえども時に"合成の誤謬"を起こすのです。同時に能力が同じなら、低い高度を飛ぶものほど地上の詳細がよくわかる、現場の把握に優れることを忘れないようにしなければなりません。

　改めて述べますが、経営者の仕事の第一は事業にかかわるすべての事象

の全体像をつかむことだと思います。

2）責任はすべて自分が取ることを明言する

　コロナ禍は災害医療ですから、不測の事態の連続です。未知との戦い、前例のない道程です。不測の事態で患者、家族、社会に健康被害が拡大したり、社会的問題が起こることは当然あり得ます。これを恐れて決断できなければ問題は常に先送りされ、最終的に破綻を招きかねません。問題の解決には最適のタイミングというものがあり、これを巧みにとらえた者だけが生き残ることができます。レオナルド・ダ・ヴィンチの「幸運の女神には前髪しかない」なる言葉は、有事の経営においても金言です。

　問題に対し積極的に立ち向かう時には向こう傷はつきもの、組織が被害に遭うことはままあるでしょう。この場合、経営トップが責任をすべて取ることを組織に対して宣言することが極めて重要です。向こう傷を恐れずに立ち向かう行動を組織に促す場合は、責任の所在はすべてトップにあると宣言し、組織の足かせをすべて外してやることです。

　「骨は拾ってやる」でも「一緒に死んでやる」でも不足です。「死ぬのは俺だけだ」と明言することです。なに、どんなに事態が暗転しようと医療経営の問題で刑事事件になって逮捕されたり、医師免許はく奪にはなりません。

　経営者が全責任を取ると明言することによる現場の安心感は業務遂行力を倍加し、経営者への求心力も増すため、次々と沸き起こる新たな問題への対処も容易になります。

　経営者は病院のすべての借入金の保証人をしているでしょう。ですから、病院が死ねば自ずとあなたは社会的に死にます。「責任はすべて自分が取る」ことは実は言わずもがなのです。

3）有事にはすべてを無難に収めることはできないと覚悟する

　経営は常に混沌とした戦いあり、正解はどこにも書いてありません。全

体の流れをつかみつつ、その時々のベストと考える判断をしていくほかありません。すなわち、間違いがしばしば起こり、時に経営が後退する場面は避けられません。これを必要以上に恐れる者は敗れます。

　コロナ感染症に対しても、院内感染やクラスターの発生、コロナ患者を扱うことに対する風評被害、職員の忌避感に配慮するあまり、コロナに適切な決断ができない経営者がいたのではないか。私的な印象ですが、初期にコロナクラスターが発生した病院の多くがコロナ患者の検査や治療から逃げていたように感じます。

　コロナ患者を取り扱わないことで知識も経験も蓄積できず、職員の士気は下がり、持ち込まれたコロナウイルスに迅速で適切な対応ができず、クラスターになってしまう。このように保守的な判断を繰り返すうちに前線がジリジリと下がり続け、もはや盛り返すことができなくなった病院がたくさんあります。私のところにはそのような病院の売り物がたくさん舞い込んでいるのです。

　敵が強いほど、闘うためにはアグレッシブである必要があります。私は高校で3年間、そして社会人で10年間、アメリカン・フットボールを行いました。相手が強敵であるほどディフェンスは攻撃的でなくてはいけないことを学びました。スタント（プレー開始後に守備ラインが守備範囲を交代する）を用い、ブリッツ（守備の第2列、第3列の選手が最前線に突入する）を入れ、レシーバー（パスを受ける選手）を激しくバンプ（パスルートを崩す）する。一部ギャンブル的なディフェンスも取り入れなければ難敵に勝つことはできません。

　経営では「リスクを取らないことがリスク」、あるいは「茹でガエルになるな」と言いますが、経営に連戦連勝はありません。保守的に行動して4勝5敗になりそうなら、攻撃的に闘って5勝4敗に持ち込みましょう。たとえ4勝5敗になっても闘わないよりはよい。闘ったという経験は次に生かされます。

　繰り返しますが、闘わずして破れ、小さな傷がやがて深手となってM＆

A案件になった病院が急増しています。経営者は時に敗れることを知りつつ、決断を下さねばならない時があるのです。石橋をたたいて渡れるのは自身が圧倒的に有利な場合だけと知るべきです。

４）コロナ感染症に立ち向かう職員に最大限の配慮をする

　新型コロナ感染症と対峙することは職員の健康被害を招く場合があり、時には生死にかかわる可能性もあります。これを職員に納得してもらい、進んで行ってもらうために経営者はどうすればよいでしょうか。

　まず経営者が現場に出ることです。経営者には経営者の仕事がありますから、常時現場に出ることはできませんが、初期段階では是非現場に立ちましょう。経営者も生命のリスクを負っていることは現場の士気を上げ、病院の一体感が増し、コロナと直接対峙しない部署の職員にもコロナ対応は他人ごとではない、自分のことだと認識してもらう効果があります。

　コロナ感染症発生初期、私はコロナ対応病棟に必ず赤穂名物の「塩味饅頭」をポケットマネーで持参しました。職員をごまかすためではありません。「経営者はあなた方に感謝している、思いやっている」と感じてもらいたいためです。

　そのうえで、コロナに対応する職員のバーンアウトを避けなければなりません。いや、バーンアウトを避けるだけではなく、コロナの現場が元気に生き生きと働ける環境を作らなければなりません。休みを取れるように人員を配置し、さらに本来業務以外の業務をできる限り減らす工夫が必要です。

　また、人間はストレスに強い人もいれば弱い人もいますから、同僚同士や上位職階の者は常に周囲の人間を思いやり、体調を気遣い、顔色を見合うことです。ストレスが高まっている職員は、現場から外せるように人員も確保しなければなりません。

　もちろんのことですが、対応する職員には可能な限り危険手当を付けなければなりません。伯鳳会グループでは、2020年春先の東京曳舟病院の帰国者・接触者外来開始時、2020年4月末の北砂ホームでのクラスター発

生時には、コロナ患者などに直接対応する職員には1勤務5,000円、間接的に接する職員には1勤務3,000円を支給、その後コロナ補助金が明らかになるにつれ晩秋にはそれぞれ1万円、6,000円に増額、2020年末からは2万円、1万2,000円を支給しています。

　コロナ危険手当としては日本一高額だと自負していますが、危険手当の総額はコロナ補助金に伯鳳会グループの平均的な人件費率、労働分配率を掛けた金額には届いていません。

　2020年4月、5月は大幅な減収減益となり、銀行と福祉医療機構から多額の運転資金を借り入れた伯鳳会グループですが、その後のコロナ補助金にも助けられ2020年夏以降は経営数値を持ち直しています。

　職員に報いるにはお金が最も誠実な形です。言葉かけも年度末に経営指針書発表会で行われる表彰も先ほどの饅頭も、すべて誠意から出たものではありますが、最も職員が誠意を実感できるのは、できるだけ金額に配慮した危険手当です。

　国民的課題であるコロナ感染症に立ち向かうことは医療人の本分であり、誇るべき行動でしょう。しかし、この闘志を一定期間、集団で持続しなければコロナ感染症の克服は困難です。医療人としての闘志と善意を継続してもらうために、経営者が伝えられる最良のメッセージは高額な危険手当です。

5）ソロバンは忘れつつ常にソロバンを忘れない

　医療人は何のために存在するのか。それは国民の命を守り、健康を守り、それを通じてすべての人の生活を守るためです。医療人の本分は正にここにあり、この命題を達成することに疑問を持つ人は伯鳳会グループには誰もいません。

　しかし、コロナ感染症によって、医療人が国民に対して達成が望まれているこれらの命題が強く脅かされる事態になっているのです。命題の達成のために医療人は平時に倍加する努力が望まれます。しかし人間の能力、

すなわち思考力、注意力、意欲、体力などには限界がありますから、極めてストレスフルな仕事をする場合は関心を払う分野を狭める必要があります。有事には些事に拘泥するなということです。

　例えば、病院の目標としてよく取り上げられる「平均在院日数を短縮させよ」という命題と「病床稼働率を上げよ」がありますが、この２つの命題は実は矛盾しているのです。しかし、この両者を満足させることができなければ、病院経営は安定しません。このような矛盾をはらむ目標を達成していくことが大人の仕事であることは論を待ちません。

　しかし、コロナ禍という有事においては、矛盾をはらむ目標を同時に達成するには目標が重大すぎる、困難すぎる場面が多々あります。その場合、目標の優先順位を経営者が決定し、組織に伝達する必要があります。その決定によって職員・組織は達成困難な大目標＝コロナ感染症の克服に安心して全力を傾注できるのです。

　「カネのことはいいから、vsコロナ医療行為に全力を尽くしてくれ」と経営者がシンプルに発信することは、困難ではあるが必達の目標を達成するためには必要になります。

　では「カネのことはいい」のでしょうか。実はこれは問題の継続する期間によります。

　問題解決までの期間が短く、そのため、それによる経営数値の悪化、減収減益が短期間にとどまる場合はそれでよいでしょう。しかし、コロナ感染症克服には年余にわたる戦いが必要です。当然ですが「カネのことはいい」には「ひとまず」が頭についているのです。

　命令を伝達するにはシンプルであるほど伝わります。有事において職員の行動を一点に集中させるためには「ひとまず」を表明することはよい方法ではありません。職員は皆そんなことはわかっています。自分の職場を存続させるためには経営の安定が必須であることは皆知っています。しかし今、彼らが知りたいのは組織の優先順位なのです。

　よく言われることですが、もうかっている会社は玄関をくぐっただけで

わかるそうです。職員が明るく、快活です。人間は安定を望む生物ですから、自分の属する組織が経営的に安定し、将来においても心配がないことは職員にとって極めて喜ばしいことなのです。有事においても職員は無茶はしません。

　しかし、経営者は職員よりも長い期間の経営課題を考える必要があります。どのような立派な行為も長期的に継続できなければ目標達成はできず、患者をはじめとするステークホルダーの期待に応えることはできません。

コロナ禍における資金調達不安

　多くの病院で2020年のコロナ第一波の際、患者数の減少などによって医業収入が大幅に減り、資金繰りに問題が起こるのではないかと懸念されました。その際、伯鳳会グループの各法人は2020年4月の収入が継続した場合、2021年3月末の現預金がどの程度になるか試算しました。

　2020年3月末の現預金に比してほとんどの法人はマイナスで、現預金が総収入の2カ月を切ると予想された法人（6法人中4法人）は年度末にも現預金が2カ月に達するように、金融機関から返済時期が1年後から3年後の運転資金の借り入れ32億円を起こしました。われわれのグループの資金調達が終わるころに福祉医療機構から「新型コロナウイルス感染症の影響を受けた病院への無金利無担保の運転資金貸与」が始まったため、われわれの資金調達は結果として早すぎたきらいがありました。しかし当時は、トヨタ、ホンダ、JAL、ANAなどの名だたる大企業が運転資金調達の巨額なコミットメントラインを金融機関と結び始めた時期で、伯鳳会グループもいち早い対策を取るべきだと判断しました。

　多くの病院が運転資金の調達を受けたことと思いますが、コロナの影響が長期化するにつれてついに運転資金が行き詰まり、M＆A物件として市場に出てくる病院が増えています。どんなに良い医療を提供しようとも、それを長期間続けるためには健全な財務基盤が必要です。経営者は常に現場感覚を忘れてはいけませんが、同時に経営全体を長期的・俯瞰的に見る

視点が大事です。

　職員には「カネのことは忘れろ」と言いつつ、経営者は「カネのことを片時も忘れない」ことです。

　病院の社会貢献とは、「医療の質×医療の量×その提供期間」です。一時的に質の高い医療を提供したり、一時的に提供量を増やすことは現場の努力で可能でしょう。しかし、それを長期的に継続させることこそ経営者の仕事です。

　質、量、提供期間3つの課題のバランスを取り、その積を最大化する。すなわち病院の社会貢献を最大化するのが経営者の仕事です。そして、経営者にしかできない提供期間の長期化を裏打ちするものは健全な財務基盤にほかなりません。もちろん、病院の将来計画、次に提供すべき医療内容の決定、狙うべき診療圏の選択など経営者の仕事は多岐にわたりますが、財務の健全性を保つことこそ、経営者が最も激しく闘うべきフィールドです。

　言うまでもありませんが、財務とは運転資金の確保のことではありません。自己資本比率、経常利益率、フリーキャッシュフロー額、借入金の償還年数を安全域に保ちつつ、トップライン（医業総収入）を伸ばして病院とグループを成長させることこそ、経営者だけができる最高の医療なのです。それはコロナ禍の最中にあっても変わることはありません。

6）職員とともに医療人としてのあるべき自分、なりたい自分を喜ぶ

　コロナ感染症と戦った2年間は、われわれ医療人にとって原点回帰の時間でした。何のために医師になったのか、なぜ看護師として働いているのか、なぜコ・メディカルを選んだのか。厳しい現実と日々向かい合う中で、医師はヒポクラテスの誓いを思い、看護師はナイチンゲール誓詞を振り返ったことでしょう。

　私もこの闘いの中で、幕末に長崎で西洋医学の教育と実践を行い、長崎大学医学部の前身を作ったオランダの軍医、ポンペの言葉を教えてもらいました。

　自分が医療人としてまっとうな道を歩んでいること、自分があるべき姿に近づいているという喜びを感じることができました。同時に病院の仲間たちも皆、信頼に足る人物だと見直しました。コロナ感染症の一日も早い克服がわれわれの最大の望みですが、この試練を通じて私を含めた病院職員は成長できたと思います。病院経営に長期的に取り組むには喜びをもってあたらなければ不可能です。医療人の本分を全うすることこそ病院経営の要諦だと再確認しました。

7）コロナ関連補助金

　コロナ感染症に積極的に取り組んだ病院に高額の補助金が支給されました。われわれの取り組みは補助金ありきではなく、コロナに対する医療行為に後から補助金が付いてきたという性格のものです。

　各病院の補助金額のうち、物品購入見合いの補助金を除いた純然たる医療行為に対する補助金は最終的には驚くほどの額になり、伯鳳会グループは2020年度、2021年度と過去最高収入最高利益を計上しました（図表1-1-1）。

　補助金総額は、2020年度は31.5億円、2021年度は47.1億円の合計78.5億円に上り、コロナ関連物品購入など支出と同額を受け取れる、いわゆるヒ

コロナ関連補助金（ワクチン接種除く）

2020年度				2021年度			
エリア	補助金総額	備品購入額	その他	エリア	補助金総額	備品購入額	その他
		備品購入などの補助金	空床補償などの補助金			備品購入などの補助金	空床補償などの補助金
関西合計	237,894,500	185,334,500	52,560,000	関西合計	247,402,000	85,935,000	161,467,000
伯鳳会東京	975,883,500	302,827,499	673,056,001	伯鳳会東京	1,100,581,268	0	1,100,581,268
伯鳳会尼崎	338,159,164	175,945,735	162,213,429	伯鳳会尼崎	533,917,026	102,318,526	431,598,500
大阪中央	18,744,000	18,744,000	0	大阪中央	8,921,000	8,921,000	0
暁明館	700,016,000	303,584,000	396,432,000	暁明館	1,313,252,440	63,024,000	1,250,228,440
あそか会	794,336,670	420,715,500	373,621,170	あそか会	1,295,920,250	66,292,000	1,229,628,250
五葉会	15,026,000	15,026,000	0	五葉会	2,149,989	1,431,000	718,989
積仁会	69,386,875	66,692,657	2,694,218	積仁会	204,822,808	94,950,930	109,871,878
合計	3,149,446,709	1,488,869,891	1,660,576,818	総計	4,706,966,781	422,872,456	4,284,094,325

図表1-1-1　伯鳳会グループに対するコロナ関連補助金等の状況

モ付きの補助金を除いても2020年度は16.6億円、2021年度は42.8億円、合計59.5億円に達しました。

　コロナ補助金を除いてもグループの売り上げはわずかずつ上昇していましたから、コロナに対応するために借り入れた40億円（市中銀行32億円、福祉医療機構８億円）の運転資金はすべて手つかずで残りました。社会の必要とする医療を行えば必ず評価されるとは言いませんが、その側面は少なからずあると思います。

コラム

明けない夜はない　～クラスターが発生した社会福祉法人あそか会　北砂ホームの「たたかい」の記録～

白崎朝子

（転載：季刊 福祉労働／第168号／2020年９月25日）

　クラスターが発生した高齢者介護施設・北砂ホームを、介護職である筆者ならではの視点で取材。四百件のＰＣＲ検査の実施、応援体制や危険手当支給など、その対応は今後の指標となるだろう。誹謗中傷や激務を経験しながらも職員が離職しなかった背景には、職員同士の信頼関係や入居者の支えが大きかったという。

　「一番辛かったのは、この大変さがいつまで続くのか……ということでした」。八月三日、初めて訪れた北砂ホームは緑豊かな公園沿いにあった。過酷なクラスターとたたかった女性の言葉に、私はただうなずくことしかできなかった。

　四月二十五日、社会福祉法人あそか会が運営する江東区の北砂ホーム（特養）の入居者九人が新型コロナウイルス陽性者となった。五月十五日には五一人に感染が拡大（うち、入所者四〇人、ショートステイ利用者四人、職員七人）、最終的に利用者五人が死亡した。

　ＥＵでのコロナ関連死のうち、介護施設入所者が占める割合は、フランス：五〇・八六％、スペイン：六六・四五％、イギリス：三六・七〇％、ドイツ：三七・五六％、スウェーデン：四五・六〇％。五月十八日の時点で、スペインは四月から一三％増。日本では死者の八割を七〇歳以上が占める。しかし介護現場の実態は報道されないまま、第二波が到来。陽性者は増加の一途を辿っている。

　五月十一日、国会で共産党議員が訴えていた統計では、医師一四三人、看護師三六三人に対して、介護現場の職員の感染者は四五三人と、医師の三倍以上。北砂ホームでは、看護師（四〜五人）は感染者が〇人だったのに対し、介護職員は七人が感染した。医療職より高い感染リスクに晒されながら、入居者のいのちを守るため、いまも奮闘しつづける北砂ホームで、現場の声を聴いた。

行政の支援なき最前線で……

　五月十四日、あそか会に分会（職場単位の労働組合）がある下町ユニオンは、江東区と交渉を行った。しかし、区は「危険手当や補償、感染対策費などは予算の裏付けなしでの回答はできない」と冷酷な対応に終始。クラスターに苦しむ現場に対し職員の派遣や応援は一切なかった。

　あそか会は病院も経営しており、自力でＰＣＲ検査を実施。防護服やＮ95マスクなどの感染対策の物資も備蓄があり、症状がある陽性者の入院も早かった。だが、濃厚接触した多数の職員が自宅待機となり、四四人の職員のうち出勤できたのは六人のみ（うち一人は機能訓練指導員）。クラスター発生から二週間は夜勤ができる四〜五人の職員が北砂ホーム敷地内の職員寮やホテル等に宿泊し、二四時間体制で利用者八〇人のいのちを守った。区や都に相談したが手

立てはなく、系列の施設から一五人の応援態勢を取り、通常の半分以下の職員で乗り切った。

　クラスターが発生する前の三月から、あそか会は医師を中心に感染対策委員会を立ち上げていた。クラスターが発生した四月には感染対策委員会が拡大され、委員長と理事長が中心となり情報を集めて対応。ＰＣＲ検査は理事長が保健所に強く働きかけたことで実施できた。「早めに対策委員会を設置し、医師を中心にリーダーとサブリーダーの二人体制を構築するのが望ましい」と法人の職員は言う。

　北砂ホームで発熱者が出始めたのは、四月十八日から。その後の数日間で九人増。二十三日にあそか病院に発熱者を収容し、デイサービスは二十三日より停止した。二十五日に陽性者が確認され、クラスターだとわかった。ホームの二階に陽性者を集めて三階とゾーニング。感染対応をしていた医師の進言で、症状がない陽性者はホーム内にとどめることに。「特養の病院化」という苦渋の選択で、介護職員への負担は増大した。

　それでも数人で対応したのは一日のみ。二十七日に利用者や職員の検査結果がわかり、二十八日と二十九日に法人内の管理職がシフト調整をしたことで、法人内の三カ所の特養、北砂ホームでの勤務経験がある職員、あそか会の上部組織・伯鳳会グループがもつ赤穂（兵庫県）の施設職員、墨田区東向島の老人保健施設の職員や、大阪の病院看護師が応援に駆けつけた。日勤が終わったあと、新幹線に飛び乗り夜勤に入ってくれた職員もいた。

　北砂ホームの一階に併設され、二十三日に閉鎖されたデイサービスの職員たちは、濃厚接触による自宅待機者へのヒアリングや連絡等の業務を担当（一人のみ介護現場を応援）。介護経験がない機能訓練指導員も防護服を着て日中の現場を支えた。渦中は事務所にホ

ワイトボードを置き、数分で変化していく状況に対応。まるで災害時のような緊迫した情景だったという。さらにマスコミや行政からの問い合わせが殺到。負荷がかかり混乱は加速した。

なぜ離職者がでなかったのか？

　北砂ホームでは過酷なクラスター対応に見舞われながらも、それを理由にした退職者はいない。北砂ホームの窮状にいち早く応援メッセージを送った屋嘉比ふみ子さん（ペイ・エクイティ・コンサルティングオフィス）は、「北砂ホームの事例は特別な部分も多いですが、全国のモデルケースになると思います。理事長の判断で素早くＰＣＲ検査を徹底したこと、医師を中心に感染対策委員会を設置して運営したことなど、他の施設が参考にすべき点が多数あります。また職員の施設長への信頼を感じます。日頃からの信頼と相互の思いやりがなければ、明日をもしれない未曽有の事態のなか、いのちがけで入居者に接することはできません」と語る。

　また法人では管理職七人と本部が連携してシフト調整しただけでなく、北砂ホームの敷地内にあるあそか会の職員寮にクラスター対応する職員を集め寄宿させた。また外部からの応援者にはホテルをとり、自転車を集めて移動負担を軽減。ＰＣＲ検査の実施が早く、自宅待機などの決定も迅速だった。介護施設職員だけでなく、病院職員も可能な限りクラスター対策を支援した。

　だが、ショートステイやデイサービス中止による経営難、感染性廃棄物の処分費用などの経費増大で、今後、職員のボーナス減など待遇や給与に影響を及ぼす可能性は高い。私の調査ではクラスターが発生していない施設（都内の障害者通所施設）ですら経営難による四～五万円のボーナス削減もあった。無給で二カ月も待機を強い

られた高齢者デイサービスに勤務する非常勤職員もいた。だが、あそか会は危険手当の他、残業代を全額支給。ゆえに、コロナ禍による経営難を法人の経営努力だけで解決させるのは間違いだ。

　経営難による施設の統廃合や法人の倒産など、二〇二五年問題と言われていた介護体制の危機は現時点の問題となった。このままでは介護職員が足りないどころか、現場自体が消滅してしまう。クラスターの発生は、きちんと分析、周知していくべき喫緊の課題を内包しているだけでなく、未来に関わる重要な課題が凝縮している。

　前述の屋嘉比さんは、「下町ユニオンに所属するあそか会職員から聴いた『リスクマネージメントは大きく広範囲に考えて行くべき』という言葉が印象的でした。手をこまねく行政と無策のままの政治家に聞かせたい言葉でした」と高く評価。そして「希望が全くなかったとき、『いずれ光が見えてくる』と同僚同士でなぐさめあったこと。以前から、介護労働者の職務のスキルの高さや責任の重要さ、精神的・肉体的・感情的負担の重さを注視してきました。今回のように非常事態を乗り越えた現場の声を聴き、介護現場の実態を社会化しなければならないと思います！」と訴えている。

危機のときの介護職の底力

　「施設長の和田さんが介護職だったから、乗り切れた」。長い梅雨が終わり、青空が見え始めた七月二十九日。電話で初めて話した和田敬子施設長（六八歳・介護福祉士）は、現場が大好きな人だった。管理職が施設長室から出てこないという批判をよく耳にするが、彼女は入居者とともにあることを望んだ。クラスターが発生してからの一〇日間、和田さんは施設長室のソファで一日二〜三時間しか仮眠せず、入居者のいのちに向き合った。慣れない防護服に何度も転

倒した。ケアマネジャーと一緒に泣き笑いしながら、オムツ交換を
した。

　四月末、北砂ホームのクラスターが新聞で報道された途端、逼迫
した現場に誹謗中傷の電話が殺到した。わずかな仮眠中もクレーム
対応に追われた。また報道陣が施設を取り囲み、取材依頼にも応じ
なければならなかった。報道陣をかき分けて出勤してくる職員たち
の精神的ストレスも甚大だった。報道や誹謗中傷した人には防護服
を着て、オムツ交換をしてみて欲しい。それがどれだけ大変で、い
のちがけの行為なのか、身をもって感じて欲しい。

　出勤できた六人の職員のうち、介護職員は五人だけで、もう一人
の機能訓練指導員もオムツ交換をした。生活相談員二人もケアマネ
ジャーも元介護職。オムツ交換ができる人たちだった。私は危機の
ときの介護職の価値と底力を再確認した。北砂ホームに応援メッ
セージを寄せた精神科医は、「介護職が現場で頑張ってくれたから
こそ、医療崩壊を食い止められたと思います。医療職はそのことを
もっと自覚すべきです」と語る。

　そして和田さんは全国の人から贈られた「心」に感謝している。
「広島の高齢男性から千円札が入った丁寧なお手紙をいただいて
……涙が出ました」と語る和田さん。「その方は経済的に楽ではな
いのでは？」と私が問うと、「たぶん年金生活者だと思います」と
答えた。

　「奈良のひまわり（社会福祉法人）から贈られた色紙と犬のぬい
ぐるみ！　本当に嬉しくて、いつも眺めています！」と和田さんに
聴いていた私は、北砂ホームに着いたとき、真っ先に色紙とぬいぐ
るみの写真を撮って奈良にメールした。私の仲間たちが送った経口
補水液は、「凍らせて熱を出した職員や入居者にあげました！　本

当に助かりました！」と和田さんは何度も繰り返し語った。

　一番苦しかったとき、顔も知らない人びとの心に触れた。彼女は溢れるような想いを私に話してくれた。それは私の心も洗われるようなエネルギーだった。無情な世間からは石の礫を投げつけられた。それは、防護服を着て介護をするよりも辛いことだった。だからこそ、贈られた応援の「心」で、なんとか乗り越えることができたのだろう。

介護職を支えた入居者たち……

　「クラスター時に泣きながら頑張った若い女性職員が、夜勤明けに取材対応してくれます。ぜひ会ってやってください！」と和田さんが言ってくれた。私は、「一番大変なときに対応した職員がいらっしゃるシフトのとき、取材日の調整をしていただけたら……」と依頼していたため、心が躍った。

　北砂ホームに配属されて八年目の安藤さん（仮名・女性）は二六歳の介護福祉士。高校を卒業してすぐにあそか会に就職。東北出身で、実家を離れひとり暮らしをしながら働いてきた。そんな彼女は前日の十六時から翌朝九時までの夜勤をこなしたあと、私の取材に応じてくれた。

　私にも障害者支援施設で働くひとり息子がいる。彼女のご両親がどれだけ辛かったろう……と思うと他人ごとではなく、安易な言葉は言ってはならないと思った。

　クラスター発生時、安藤さんは一日十四時間以上も働き、自宅には寝に帰るだけ。だが布団に入っても頭がフル回転していて、現場のことが気になり熟睡できなかった。いつもなら一フロア（二五〜三〇人）を職員二人で介護するが、クラスターが発生した最初の二

週間は通常の半数以下の職員しかいなかったため夜勤は一人で対応。仮眠もできず、慣れない防護服で駆けずり回り、ヘトヘトだった。朝七時半から始まる早番も、通常は十六時半で終わるが、職員がいないため十九時過ぎまで現場に残った。記録を書いたり、雑用をしたりすると十九時に上がれることはなく、十四時間以上の長時間労働が常態化した。

　安藤さんにとっては身体の疲労よりも、風評被害やマスコミの対応による心労のほうが大きかった。そんななか、応援にきてくれた人たちは、かけがえのない存在だったろう……。彼女は、応援にきていた老人保健施設の管理者（三十代）の男性に深く感謝していた。彼はベテランの介護職員だったので、初めての現場にもかかわらず、なにも指示しなくとも、てきぱきと動いてくれた。また、「誰も応援に来てくれない……」と泣いたとき、一階に併設されているデイサービスの職員が優しく声をかけてくれ、さらに号泣してしまったという。

　真っ白な防護服を着た職員を見て異変を感じとった認知症の入居者たちが、片づけや洗濯物たたみなどの軽作業を手助けしてくれた。いつもならすぐに対応しないと怒る入居者も、いろんな場面で我慢し、待ってくれた。そうやってほとんどの入居者が職員の奮闘に協力的だった。そう語る彼女の言葉には、入居者を思いやり感謝する気持ちが溢れており、彼女の入居者への深い愛を感じた。

　安藤さんは、北砂ホームが周りの応援に支えられたことで、普段のときよりもチームワークが発揮されたことを実感した。「私はずっと、北砂ホームにいたいです。だって他の施設より感染対策はちゃんとしていますから……」。彼女がそう言うのは、感染対策の問題だけでなく、地獄としか思えないクラスターをともに乗り切った「戦

友」が現場にいるからではないだろうか。安藤さんは、自分の取材が終わっても十三時まで残り、他の職員や施設長の話を聴いていた。若い彼女の凛とした魂、介護職としての信念やしなやかさに、私の心は尊敬と感謝の想いでいっぱいになった。

　五月、北砂ホームの窮状を知り、真っ先に応援メッセージと経口補水液を北砂ホームに送った渡辺哲久さん（奈良の社会福祉法人ひまわり・常務理事）は、安藤さんが、近所の小学校に貼られた応援メッセージに同僚と抱き合って号泣したと知り、私にメールをくれた。「テレビや新聞で何回か見ていましたが、小学校の窓に張り出されたあの張り紙。私が当事者だとしたら、やっぱりその場で号泣し立ち尽くしているだろうと思います。人間ですね。人を支え、人に支えられる」。日々、現場で利用者に真剣に向き合う同業者なら、北砂ホームの窮状は他人ごとではない。心からのエールを送りたくなる。誰のためでもない、未来の利用者と自分の安全につながっていくことだから……。

血の通ったリーダーシップ

　安藤さんとともに過酷な現場を担った柚木さん（仮名・二一歳・男性）にも、シフトに入る前の十分くらいだったが話を聴いた。高校時代は社会福祉課程で学び、卒業してあそか会に就職。北砂ホームに配属されて三年目。一番辛かったのは、「いつ終息するのか、終わりが見えなかったこと。そして、不測の事態にどう対応していいかがわからなかったことです。ただクラスター対応は一年は続くと思っていましたから、五月中に出口が見え始めたのが嬉しかったです」と語ってくれた。淡々としていても、その嬉しさは計り知れないと感じた。いきなり長い長いトンネルに突き落とされたような

感覚だったのかもしれない。絶望的な暗闇のなか、手探りで微かな光を探し求めたのではないだろうか。

　北砂ホームがクラスターに見舞われた四月〜五月と言えば、世界中でどう対応していいか、専門家の意見も様々だった。そんな世界的苦境を乗り越えた彼の存在に、私は感謝しかなかった。そして、彼の話を聴き漏らさないよう必死に傾聴した。

　「もし他の施設でクラスターが出たら、応援に行きます！」と迷いなく言い切った柚木さん。真摯な眼差しが印象的だった。介護職が好きだと言い、困難を乗り越え成長した彼が、これから現場に果たす役割は大きい。彼の魂の使命を感じた。

　そんな若い魂を支えたのは、理事長・古城資久さんの存在かもしれない。「理事長が頑張ってくれなければ、私たちは潰れていました！　理事長はまんじゅうを手土産に、日帰りで何回も兵庫から駆けつけてくれました。そして、応援にきてくれていた人たちに、『ありがとうございます。どうかよろしくお願いいたします』と深々と頭を下げてくれました。理事長が飛んできて、号令をかけてくれなければ応援態勢はつくれなかったです」と和田さんは深く感謝する。

　そして私が和田さんから聴いて、一番感動したのは、陽性者が出てすぐに自腹を覚悟でＰＣＲ検査を決断した理事長の言葉だった。ショートステイ利用者とその家族にまで法人が負担して実施した検査数は、最終的に四百件に及んだ。膨大な経費を危ぶむ声に、「人のいのちを救うのに、そろばん弾いてる場合じゃないだろう！」と理事長は言ったという。人の血が通ったリーダーシップ……。安倍総理や小池都知事に理事長の爪の垢を煎じて飲ませたいと思った。「そういう人にこそ、総理大臣になってもらいたい」と言った人もいた。

　理事長は外科医。あそか病院では臨床もしてきた。東京に来ても
コンビニのおにぎりを頬張り、贅沢はしない。世間の社会福祉法人
の理事長がベンツを乗り回している逸話はよく聞く。他にも全く尊
敬に値しない理事長や理事の話をいやというほど仲間たちから聴い
てきた。だが、和田さんから聴いた理事長の話は新聞記事で読んで
いた印象とは全く違った。三二年前に亡くなった私の祖父を思い出
した。医師だった祖父は毎晩、たらい回しにあっていた救急車を受
け入れていた。真夜中に遠くから聞こえてくる救急車のサイレンの
音が、いまも私の耳に焼きついている。正月も夏休みの家族旅行も
ない、野戦病院のような場で思春期を過ごした私は、理事長の話を
聴けば聴くほど、八十代半ばまで、人のいのちを助け続けた祖父を
思い出した。理事長の生きざまは祖父にそっくりだった。きっと祖
父の魂が、北砂ホームとの縁を結んでくれたのだろう。私の道を示
すために。

　理不尽な風評被害に遭いながらも、利用者のいのちをつないだ北
砂ホームの職員たち。人類が初めて遭遇したウイルスと苦闘した経
験は江東区を動かし、感染者が出た区内施設の支援に生かされてい
る。また私は、感染拡大した沖縄本島や離島の施設への応援に生か
している。北砂ホームの職員の魂を、多くの介護現場の仲間たちに
伝えたい。介護現場を助ける貴重な礎となると信じて……。

注
1　大西孝弘「『拍手よりお金を』コロナ死者の約半数を占める介
　　護現場の訴え」『日経ビジネス』（二〇二〇年五月二十一日付）。
2　交渉の詳細については立命館大学生存学研究所ＨＰ参照
　　http://www.arsvi.com/2020/20200521sa.htm

しらさき・あさこ………一九六二年生まれ。介護福祉士・ライター。ケアワークやヘルパー初任者研修講師に従事。反原発運動、女性労働、旧優生保護法強制不妊手術裁判支援などの諸活動と執筆を続ける。著書『介護労働を生きる』、『Passion　ケアという「しごと」』、編著書『ベーシックインカムとジェンダー』（すべて現代書館）。二〇〇九年、平和・協同ジャーナリスト基金賞の荒井なみ子賞受賞。「コロナ禍の介護現場のいのちによりそい希望をつむぐなかまたちの会」呼びかけ人。

（原文ママ）

第二章　経営指針書を作ろう

　第一章で病院の社会貢献とは、「医療の質×医療の量×その提供期間」と書きました。経営とはこの積の最大化を図ることにほかならないと考えています。しかし実は、すべての病院や医療機関がこれを目指しているわけではありません。

　医療の質の向上を目標にしていない病院はありませんが、専門病院などは必ずしも量を追っていない病院もあります。経営者がリタイアの期日を決めて、医療の提供期間はそこまでと決めている病院もあります。しかし医療法人となり、社会の公器となった病院、公共から病床の割り当てを受け、その活用を期待されている病院は、少なくとも医療の提供期間は永続性を目指すべきです。そして同じ質、同じ提供期間を確保できるなら、その量が多いことは社会貢献量の増大を惹起します。このため、伯鳳会グループが提供できる医療の質が、社会にとって有用と考えられる範囲で量の最大化も目指します。

　これらの課題を達成するには、長期計画、短期計画がきめ細やかに必要ですし、それを達成するための一気通貫した理念が必要になります。グループ内の各病院、各事業所の役割分担や相互協力も欠かせません。これらの事象を効率よく達成するためには、計画書の成文化が必須となります。

　経営計画が経営者の頭の中でできているだけでは病院全体に伝達することは不可能ですし、経営者が年頭所感を述べる程度で各事業所、部署が事業所別、部署別年次計画を立てられるはずはありません。病院の社会貢献を最大化するために経営計画は立てられますが、それを達成するためには経営指針書という成文化された冊子の作成が必須です。

　病院、グループの規模が大きい場合はもちろんですが、病院と名が付く経営規模であるならば、経営指針書の作成は経営を大きく前進させることは私が保証します。

１）経営指針書とは何か

　われわれ伯鳳会の経営は経営指針書という年次計画書を中心になされています。この指針書は私のオリジナルではなく、40歳、経営者になりたてのころに入会した中小企業家同友会で学んだものです。中小企業家同友会は全国組織で、中小企業経営者であれば誰もが入会することができます。

　中小企業家同友会には、大先輩の病院経営者で、尊敬する岡山旭東病院の土井章弘先生のお誘いで入会しました。同友会には多種多様な業界の中小企業の社長が入会しており、そこでは互いに経営を学び合い、先輩は後輩に教え、後輩から先輩は新しい事柄を吸収するなど高め合っています。この組織の中心に「経営理念を確立し、その達成のために経営指針書を作成する」という運動があります。

　20数年前に経営指針書第一号を作り、毎年更新を続けています（図表1-2-1）。現在は播磨編、姫路編、尼崎編、大阪編２冊、東京・埼玉編の６冊に分かれ、2022年度の指針書は共通部分がＡ４で115ページ、各々の地域ごとに書かれている部分が40〜114ページ、合計600ページを超えています。

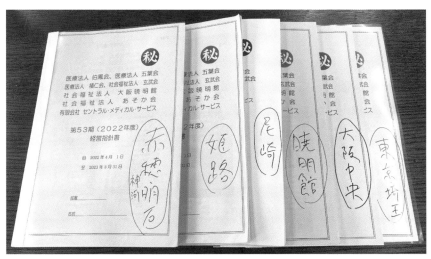

図表1-2-1　現在作成している経営指針書

経営指針書の章立ては、

1．経営指針書発表にあたって
2．経営理念
3．経営戦略
4．新規事業計画
5．今年度重点目標
6．SWOT分析
7．経営数値目標
8．事業所経営計画
9．行事予定
10．おわりに
11．マスコミ記事
12．貸借対照表

の12章から成ります。

　12章のうち、1章（経営指針書発表にあたって）、4章（新規事業計画）、5章（今年度重点目標）、10章（おわりに）は、私が書きます。

　2章（経営理念）は当初に作った伯鳳会グループの憲法のようなもので、20年余り変わることはありませんが、近年、職員会が作ったクレドが追加されています。

　3章（経営戦略）、6章（SWOT分析）は、1章、4章、5章、10章を読んだ各地域本部が作成します。近年は事業地域も広範囲になっており、私一人で各地の最適解を知ることは不可能です。各地域本部が書いた部分を読むことは、私の学びにもなっています。

　7章（経営数値目標）、9章（行事予定）、12章（貸借対照表）は、各地域の本部で作成し、伯鳳会グループの本部と調整をして、まとめています。

　8章（事業所経営計画）は、各事業所、各診療科、各職種、各委員会別に執筆し、作成します。11章（マスコミ記事）は、前年度にマスコミに紹介された伯鳳会グループの記事で、印象的であったものを一編載せること

にしています。

　12章の貸借対照表は本来、7章の経営数値目標に包含されるべき項目ですが、指針書が2月から3月にかけて作成されるため、貸借対照表は可能な限り年度末（3月末）の数字を使い、最終ページに挿し込む形にしています。

　すべての部署は経営数値目標の目標達成に向けて各事業所、各部署、各委員会、各職種、各人の経営計画を作り込んでいきます（図表1-2-2）。

2）経営指針書の作り方

　私の一年間の仕事のうちで最も大切な仕事は実はこの経営指針書の作成です。伯鳳会グループの事業は、職員個人の行動もすべてこの経営指針書をもとに進められており、この経営指針書の達成が事業を前進させ、職員の処遇を改善し、経営理念の完成に近づくことになるからです。

事業所別目標（大阪暁明館）

	大阪暁明館病院			西九条クリニック			老健あかつき（入所）			老健あかつき（通所）			西九条デイケアセンター		
	2020予算	2020決算	2021目標	2020予算	2020決算	2021目標	2020予算	2020決算	2021目標	2020予算	2020決算	2021目標	2020予算	2020決算	2021目標
医業総収入	8,293,902	7,789,153	8,061,201	371,398	355,271	365,915	347,387	332,610	343,480	101,166	111,045	114,514	76,906	63,763	76,620
医業費用	2,203,466	2,206,480	2,260,690	114,319	101,257	105,139	31,400	28,535	29,960	2,773	3,152	3,161	2,265	2,251	2,500
医業総利益	6,090,436	5,582,673	5,800,511	257,079	254,014	260,776	315,987	304,075	313,520	98,393	107,893	111,353	74,643	61,512	74,120
人件費	4,317,046	4,356,713	4,470,661	116,929	108,845	112,825	216,018	208,931	213,220	70,486	76,121	77,750	44,838	47,999	49,349
その他経費	755,620	848,676	770,620	44,557	44,800	43,426	67,299	72,249	68,200	18,743	20,417	19,670	19,707	21,085	19,946
減価償却費	313,201	312,067	331,079	10,109	10,534	7,379	470	517	450	201	314	399	1,572	1,584	1,512
一般管理費合計	5,385,867	5,517,456	5,572,360	171,595	164,179	163,630	283,787	281,697	281,870	89,430	96,852	97,819	66,117	70,668	70,807
医業利益	704,569	65,217	228,151	85,484	89,835	97,146	32,200	22,378	31,650	8,963	11,041	13,534	8,526	▲9,156	3,313
医業外収入	153,100	762,459	147,200	0	1,276	26	1,450	4,387	1,400	2,316	2,067	1,067	0	1,262	0
医業外費用	92,000	94,569	91,700	0	0	0	0	0	0	0	0	0	0	0	0
経常利益	760,669	733,107	283,651	85,484	91,111	97,172	33,650	26,765	33,050	11,279	13,108	14,601	8,526	▲7,944	3,313

	通所介護センター			訪問看護ステーション			訪問ヘルパーセンター			福祉用具貸与センター			腕ケアプランセンター		
	2020予算	2020決算	2021目標	2020予算	2020決算	2021目標	2020予算	2020決算	2021目標	2020予算	2020決算	2021目標	2020予算	2020決算	2021目標
医業総収入	75,167	72,621	81,000	87,200	88,924	111,600	39,674	32,562	37,846	32,741	31,395	34,221	45,037	42,141	51,600
医業費用	2,461	2,426	2,673	0	0	0	0	0	0	17,500	16,426	17,800	0	0	0
医業総利益	72,706	70,195	78,327	87,200	88,924	111,600	39,674	32,562	37,846	15,241	14,969	16,421	45,037	42,141	51,600
人件費	49,588	51,487	51,646	65,913	58,413	66,400	34,179	31,507	30,828	9,194	9,365	9,696	42,621	46,332	48,100
その他経費	8,119	9,217	8,182	2,439	2,533	2,111	2,010	2,459	1,985	1,468	1,689	1,645	1,632	2,210	2,333
減価償却費	2,205	2,204	2,205	29	51	88	36	35	36	24	56	122	134	133	129
一般管理費合計	59,912	62,908	62,033	68,381	60,997	68,599	36,225	34,001	32,849	10,739	11,110	11,463	44,387	48,675	50,562
医業利益	12,794	7,287	16,294	18,819	27,927	43,001	3,449	▲1,439	4,997	4,502	3,860	4,958	650	▲6,534	1,038
医業外収入	0	1,217	0	96	1,633	0	0	742	0	0	352	0	21	380	0
医業外費用	256	260	225	0	0	0	0	0	0	0	0	0	0	0	0
経常利益	12,538	8,244	16,069	18,915	29,560	43,001	3,449	▲697	4,997	4,502	4,212	4,958	671	▲6,154	1,038

	此花区南西部地域包括支援センター			居宅療養管理指導					大阪暁明館		
	2020予算	2020決算	2021目標	2020予算	2020決算	2021目標		2020予算	2020決算	2021目標
医業総収入	70,000	77,753	78,000	3,800	3,463	3,480			9,544,360	9,000,701	9,359,477
医業費用	0	0	0						2,374,184	2,360,527	2,421,923
医業総利益	70,000	77,753	78,000	3,800	3,463	3,480			7,170,196	6,640,174	6,937,554
人件費	52,265	55,444	55,700	1,677	1,792	1,767			5,020,807	5,728,065	5,187,942
その他経費	10,148	9,752	9,283	382	407	410			932,124	1,035,664	947,811
減価償却費	762	1,029	717	10	10	10			328,753	328,534	344,126
一般管理費合計	63,175	66,225	65,700	2,069	2,209	2,187			6,281,684	6,416,976	6,479,879
医業利益	6,825	11,528	12,300	1,731	1,254	1,293			888,512	223,198	457,675
医業外収入	0	363	0	0	0	0			156,983	776,139	149,693
医業外費用	0	0	0	0	0	0			97,256	94,879	91,925
経常利益	6,825	11,891	12,300	1,731	1,255	1,293			948,239	904,458	515,443

図表1-2-2　事業所別の通知目標の例（2021年度　大阪暁明館）「貸借対照表」

　毎年正月に経営指針書の担当部分を書き始め、1月末に脱稿、各地域の本部を通じて各事業所、各診療科、各職種、各委員会に配布します。

　その後、職員それぞれが、私が作成した文書を読み、その方針を取り入れつつ地域ごとの経営戦略、経営数値目標を立てていきます。地域ごとに立てられた経営戦略、経営数値目標を達成することを前提に、各事業所経営計画が立てます。地域ごとの経営戦略には私の方針を盛り込みつつ、独自の視点と知見で戦略を膨らませ、各事業所は各地の経営戦略、経営数値目標の達成と同時に、各事業所独自の目標を立てます。

　各事業所目標は書式を統一し、A4一枚のエクセルシートにまとめるようになっています（図表1-2-3）。内容はバランスト・スコアカード（BSC）を用い、「財務」「顧客」「業績プロセス」「成長・学習」の4つの視点別にまとめることになっています。

　医療介護事業に適合されるため、「業務プロセス」を「医療・介護の質の向上」、「顧客」を「顧客の視点・患者様満足度の向上」、「成長・学習」を「学習と成長・教育」と表記しています。「財務」はそのままですが、収入目標、利益目標以外に各種数値目標を書き込むことを推奨しています。

3）経営指針書の有用性

　経営指針書はなぜ必要なのでしょうか。

　仕事は4象限に分けることができます。A象限は「重要で緊急性のある仕事」、B象限は「重要ではないが緊急性のある仕事」、C象限は「重要だが緊急性のない仕事」、D象限は「重要ではなく、緊急性もない仕事」です（図表1-2-4）。

　実際に仕事を行う場合、人はどの仕事から取り組み、どの仕事をあとに回すでしょうか。もちろんA（重要で緊急性のある仕事）に最初に取り掛かり、D（重要ではなく、緊急性もない仕事）を後回しにするでしょう。

　ではB（重要ではないが緊急性のある仕事）とC（重要だが緊急性のない仕事）のどちらを優先すべきでしょうか。これはBを先に行わざるを得

BSCシート（赤穂中央病院リハビリテーション課）

診療技術部門　経営計画

診療技術部門 リハビリテーション部	理念	①質の高いリハビリテーションサービスを提供し、患者さまが安心して生命をゆだね、さらにQOLを高められるように努めます。②伯鳳会の諸事業にリハビリテーションサービスを添付し、付加価値を高め、患者さま満足度を高めます。③地域住民を顧客と考えています。
	昨年度検証	①回復期リハビリテーション病棟においては、アウトカム評価算定要件をクリアすることができ、入院料1の維持ができた。②最先端機器を導入し運用することで、周辺地域との差別化を図ることができたが、目標使用件数には到達できなかった。③回リハセラピストによる訪問リハビリテーションにおいて、継続したリハビリテーションの提供が可能であり、前年度の件数より大きく伸ばすことができた。④外来にて心臓リハビリテーションを開始することができ、外来と入院を合わせると目標件数を達成できた。⑤財務では産休・体調不良による突然の退職などスタッフの減少もあったが、年間診療報酬目標を達成できる見込みである。また、介護報酬においても目標を上回り達成できる見込みとなった。

区分	戦略目標	成果尺度	目標値	実施項目	期限	担当
業務プロセス（医療・介護の質の向上）	①訪問リハビリテーションの普及展開　～事業拡大と業務内容の更新～	契約者数	月平均65人以上	事業所・居宅・病院内連携の強化	3月	N
	②コロナ後遺症候群の受け入れ体制確立	受け入れ人数	年間5人以上	受け入れ基準確立、症例カンファ、広報	3月	I
	③回復期病棟におけるアウトカムの評価算定要件のクリア　施設基準　入院料1の継続　～リハ提供実績の向上～	実績水準値	40以上　算定要件クリア	入院直後、入院中のFIM適正評価の実施	3月	K
	④最先端リハビリテーションの普及	件数	500件／月	TOYOTAウェルウォーク、Honda歩行アシストウォークエイド、ボトックス療法の実施　低周波・超音波エコーの活用	3月	K・N1 S・M1 M・N2
	⑤病棟配置体制の充実（S6・S5・S3・W2・W3・外来・訪問）～病棟ごとの目標設定の明確化～	目標設定と結果検証	全病棟目標達成	定量的評価を用いたアウトカムを集計	3月	K・N1 M・S N1・Z
	⑥がん患者リハビリテーションの充実　～がんサポート委員会の充実化～	PPI評価の導入	2病棟で導入完了	委員会で検討、メンバーへの普及	3月	U・Z
	⑦小児リハビリテーションの充実	カンファレンス開催	2回以上／年	つみ木スタッフでの検討	3月	Y・U
	⑧城南多胡病院の電子カルテ導入支援	期日どおりの導入	問題なく導入完了	導入支援、訪問指導	12月	I
顧客・患者様の視点（患者さま満足度の向上）	①RE Actionに関する環境保全活動　～節電強化～	節電実施	スタッフ全員実施できた	節電の徹底、チェック表の導入	3月	I
	②小児リハの検査導入と実施	検査実施件数	20人実施	OT・STによる検査実施	3月	U・T
	③リハビリテーション室の環境整備	役割分担・5S実施	スタッフ全員実施できた	5Sの徹底、役割表・チェック表の導入	3月	I
	④病院通所リハビリテーションの充実	通所件数	55件／月	グループ施設外の患者確保	3月	I・N
	⑤医療安全向上に向けた予防・対策機能の確立	事例検討回数	12回／年	発生事例に対するMTG、KYT	3月	S1
	⑥患者さまに対する接遇度の向上	接遇研修・KYTの実施	年2回以上	接遇研修・クレーム対応研修の実施	3月	M1
	⑦作業療法部として園芸療法の充実	園芸療法の実施	春～秋の期間実施できた	夏野菜の園芸療法実施、ポスター作成	12月	I・N1
成長・学習（学習と成長・教育）	①病棟配置ローテーションによるスタッフ教育の充実　～各病棟での実務経験の広がりと教育体制の構築～	教育方法の確立　勉強会実施回数	全病棟運用開始　1回／月	病棟ごとの教育　病棟ごとに勉強会、全体勉強会	3月	N・U 各病棟リーダー
	②認定療法士等の獲得推進　呼吸認定療法士、心臓リハ指導士、認定理学療法士、認定作業療法士	認定者数	3人以上	学会資格の取得	3月	N・U
	③リハ技術の教育コンテンツの充実化	コンテンツ作成数	全員1つ以上／年	コンテンツの作成、eラーニングの実施	3月	N・U
	④伯鳳会グループでのリハWEB会議・勉強会の充実	WEB会議・勉強会の実施	年6回	WEB会議の実施、勉強会の実施	3月	I
財務	年間総診療報酬	診療報酬単位円	528,000,000円	月単位で確認	3月	I
	通所リハビリテーション　年間総介護報酬	介護報酬単位円	3,800,000円	月単位で確認	3月	N・U
	訪問リハビリテーション　年間総介護報酬	介護報酬単位円	28,000,000円	月単位で確認	3月	N・U
	回復期病棟　稼働率向上	稼働率	稼働率90%	病棟、医事課との連携	3月	I

図表1-2-3　赤穂中央病院リハビリテーション課のBSCシート

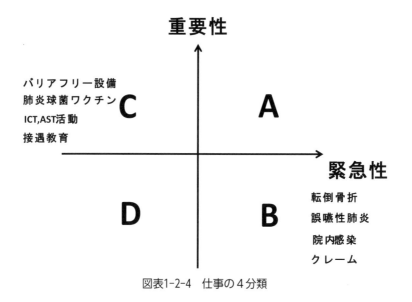

図表1-2-4　仕事の４分類

ません。なぜなら、Bには緊急性があるからです。そうすると「重要ではないが緊急性のある仕事」であるBの仕事に目が向いてしまい、Cの「重要だが緊急性のない仕事」に手が回らず、いつまでも達成されません。Cの仕事は重要であるにもかかわらずです。

　医療においてB「重要ではないが緊急性のある仕事」の例としては、以下のようなものがあげられます

　①転倒骨折、②誤嚥性肺炎、③院内感染、④クレームなどです。

　これらはすべて緊急の対応が必要ですが、事象としては一つひとつは小さく、法人グループ全体としては必ずしも重要とは言えないものです。

　次にC「重要だが緊急性のない仕事」の例としては、以下のようなものがあります。

　①バリアフリー設備の構築、②肺炎球菌ワクチン接種、③感染対策活動・抗菌剤適正使用活動、④接遇教育などです。

　これらはすべて法人グループ全体にとって重要ですが、緊急性のある仕

事ではありません。

　ここでよく見ると興味深いことがわかります。Ｃの①（バリアフリー化）が達成されれば、Ｂの①（転倒骨折）が減少します。Ｃの②（肺炎球菌ワクチン接種）が達成されればＢの②（誤嚥性肺炎）が、Ｃの③（感染対策活動・抗菌剤適正使用活動）が達成されればＢの③（院内感染）が、Ｃの④（接遇教育）が達成されればＢの④（クレーム）が減少するのです。

　「重要だが緊急性のない仕事」を着実に遂行していけば、「重要ではないが緊急性のある仕事」が減り、行う仕事の大半が「重要な仕事」になっていき、経営のパフォーマンスは向上していくのです。

　では「重要だが緊急性のない仕事」を着実に遂行していくためには何が必要でしょうか。ここにこそ、経営指針書が必要なのです。

　経営指針書には重要な仕事が書かれています。その仕事の大半は「重要だが緊急性のない仕事」です。この仕事の達成評価基準を決定し、その責任者を明らかにし、期限を決めること、そしてそれを成文化し、製本し、発表会で自らコミットすることで「重要だが緊急性のない仕事」が着実に行われ、経営を進化させていくのです。

４）経営指針書を現場に生かすには

　経営指針を経営者が練り、それを口頭で発表するだけでは全く不十分です。職員はその場限りのこととして忘れてしまうばかりか、経営者自身もどこまで覚えていられるか。まずは経営者が成文化して職員にわたさなければなりません。これで経営指針は年間を通じての達成目標として経営者と職員に共有されることになります。

　次に経営指針書を、職員を巻き込んで完成させることです。これによって職員には気づきが生まれ、経営者も職員の現場の知識を知り、学ぶことができます。経営指針書の完成に職場全体が参加すれば、経営指針書は自分事となります。自らが法人グループに対してコミットしたことは達成される確率ががぜん向上します。

　さらに、経営指針書の目標を人事考課にリンクすることです。人事考課の目標面接で、考課される個人目標の一部を経営指針書の自らがかかわる部署の経営目標とリンクさせるのです。職員は良い考課点を得て賞与・給与・役職を向上させ、処遇を上げるためには目標を達成しなければなりません。こうしておけば個人は自己の目標達成を意識し、各人の個人目標が達成されれば所属する事業所目標が達成され、各事業所の目標が達成されれば地域別の目標が達成され、最後に伯鳳会グループの目標が達成されます。

　こうして経営指針書の目標は達成され、経営は前進するのです。伯鳳会グループは比較的良好な経営数値を例年達成していますが、その原動力は経営指針書の作成と人事考課制度のリンクにあるのです。

5）経営指針書とベンチマーク

　伯鳳会グループは病院10施設、介護老人保健施設５施設、特別養護老人ホーム７施設、デイサービス16施設、デイケア５施設、クリニック３施設、専門学校２校、その他として介護医療院、サービス付き高齢者向け住宅、訪問系サービス、障害者系サービス、スポーツジム、福祉用具販売貸与など、大小60余りの事業所から成り立っています。

　これらの施設は全国各地に広がり、サービスが重複していることはマネジメントが困難であるのですが、互いに経営をベンチマークできるという利点もあります。

　経営指針書の７（経営数値目標）の中には施設ごとの経営状態を比較し合う項目があり、自らのストロングポイントとウィークポイントを客観的に知り、互いに高め合うことができるようになっています。私が最も重視しているのは労働生産性です。つまり同じ事業なら職員一人あたりの粗利、人件費、経常利益を比較しあい、劣っている部分がないか比較し合うのです。

　ベンチマークでは、例えば職員１人あたりの粗利が劣る事業所があれば、収入が不足しているのか、職員数が多すぎるのか。職員１人あたりの人件費が低い事業所があれば、給与は適正なのか、職種別の配置、定数は確保

できているのか、職員1人あたりの利益が少ない場合は減価償却費が過大なためか、それともその他経費が多いのかなどを確認します。さらに、委託費やリース料は適正か、水道光熱費は適正か、こういった事項をすべての事業所が互いにベンチマークすることで、自身の事業所の運営を適正化することができるのです（図表1-2-5）。

　管理者も含めて人間とは、すべて「自分は申し分ない」と思って日常を送っているものです。自分たちの仕事の弱点や過不足は外部からの指摘がなければ気づくことは困難です。これを自らが気づき、自ら是正点を考えるためには客観的な数字、すなわちベンチマークが必要なのです。

　外部から問題を指摘する場合にも客観性が一定程度あるため、指摘を受けた職員、職場の納得性を得ることが容易です。

1人当たりの経営数値(2021年度)	ヒルズ	櫂の家	あそか園	江東ホーム	北砂ホーム	塩浜ホーム
入所者定員	62	60	100	117	115	70
常勤換算社員数	36.69	37.46	81.80	76.20	74.00	42.90
介護総収入①	8,506,405	8,111,399	6,985,098	7,564,580	7,928,149	6,952,611
介護原価　②	417,416	403,337	398,985	505,039	487,797	467,855
介護総利益　③(①-②)	8,088,989	7,708,062	6,586,112	7,059,541	7,440,351	6,484,755
人件費　④	4,956,391	4,705,713	5,117,824	5,053,189	5,347,946	5,557,972
その他経費　⑤	1,097,493	872,451	1,063,435	1,260,827	1,383,811	1,581,259
減価償却費　⑥	496,321	610,518	215,232	10,381	15,865	32,308
介護費用　⑦(④+⑤+⑥)	6,550,204	6,188,681	6,396,491	6,324,396	6,747,622	7,171,538
介護利益　⑧(③-⑦)	1,538,784	1,519,381	189,621	735,144	692,730	-686,783
介護外収入　⑨	55	0	6,711	66,837	37,838	50,000
介護外費用　⑩	131,534	75,521	28,716	36,129	35,973	42,005
経常利益　⑫(⑧+⑨-⑩)	1,407,304	1,443,860	167,616	765,853	694,595	-678,788
労働分配率　⑬(④/③)	61.27%	61.05%	77.71%	71.58%	71.88%	85.71%

図表1-2-5　特養のベンチマーク（2021年度）

　これによって、感情的な議論にはならずに業務改善を進めることができます。自分の、自分たちの行動のすべてが「申し分ない」というわけではないと数字が教えるからです。

第三章　人件費に注目する

1）人件費の適正化とは職員数の適正化である

　病院は労働集約型産業と定義されていますが、財務の面からそれを見ていきましょう。

　病院の本業利益である医業利益は医業総収入から医業原価（薬剤費、診療材料費、給食材料費等）を引いた医業総利益からさらに固定費を引いたものになります。

　院内処方の有無と病院のタイプにより総収入の中の医業原価の比率は違います。療養型病院や回復期リハビリテーションを主とする病院では10％程度、循環器専門・脳神経外科専門などの手術を中心とした急性期病院では50％に近い病院もあります。

　一般的なケアミックス病院の医業原価は20％程度ではないでしょうか。黒字幅が５％とすると、固定費は総収入の75％となります。

　固定費のうち最大のものが人件費であることはどこの病院も共通だと思います。病院のタイプによりやはり異なりますが、固定費の３分の２、医業総収入の50％程度が人件費ですから、病院が労働集約型産業と定義されるのは正しいと思います。

　また、固定費が総収入の75％を占めるのですから、病院は固定費型産業でもあります。いうまでもありませんが、固定費型産業は損益分岐点が高いのですが、損益分岐点を超える収入を得ると一気に利益が増え始め、分岐点を割り込むと一気に赤字になるのが特徴です。

　病院を黒字化するためには、損益分岐点を上回る収入を得ればよいわけですが、もう一つの方法があります。それは損益分岐点を下げることです。

　損益分岐点は固定費と固定費率で決まりますから、固定費を下げることが利益に直結します。収入を増やして利益を増やす方法として、二つの考え方があります。

　①総収入20億円、医業原価４億円、固定費15億円、医業利益１億円の病院があったとします。原価率は20％ですから、総収入を１億2,500万円増やすと医業総利益は１億円増え、固定費が同額なら利益は２億円になります。

　②同じ病院ですが、この病院の経常利益率は５％です。したがって１億円利益を増やすためにはそれを５％で除した20億円の医業収入増、現在の２倍の医業総収入が必要になります。

　①と②のどちらが正解でしょうか。少し経理のわかる方は①と答えるでしょうが、それは必ずしも正しくはありません。固定費と区分されている経費は収入に比例こそしないものの、多くは収入増に伴いある程度増加しますから、正解は①と②の中間、やや①よりにあります。腰だめの数字ですが、経営管理がそれなりになされている病院ならば増収２～３億円くらいで利益増１億円が達成されるだろうと思います。

　次に固定費を削減して利益を増やす方法があります。

　③総収入は維持しつつ15億円の固定費を14億円とし、１億円削減すれば利益は１億円増え、２億円になります。

　医療は自ら需要をつくり出すことはできませんし、医療圏（集患範囲）を広げることは容易ではなく、さらに病院には競合する医療機関もあります。収入増は簡単なことではありません。したがって利益増、あるいは赤字解消のためには固定費の削減を図ることが最も可能性が高い方法だと思います。固定費のうち最大のものは人件費ですから、ここの適正化を心掛けることは経営の必須項目です。

　さて、人件費を抑えるには２つの方法があります。１つは①給与の平均額を抑える、もう１つは②職員数を抑える、ことです。人件費抑制というと①（平均額を抑える）を考える方が多いのですが、それは大きな間違いです。医療従事者は国家資格を持つ人が大半で、職種ごとの世間相場が決まっています。

　多くの職種は求人過多ですから、職員は容易に職場を移ります。一般に看護師の平均在院年数は７年、介護士は３年と言われており、極めて職員

の流動性の高い業界なのです。

　診療報酬が公定価格である以上、給与、処遇は他業界ほどのばらつきはなく、どの医療機関もドングリの背比べです。突出して高くもできませんが、低くもできません。したがって人件費のコントロールに最も大切なことは②の職員数を抑えることなのです。

　例えば看護師を１人雇用するとします。年俸が400万円とすれば付帯費用を含めると600万円の経費が必要でしょう。医業総収入年間20億円の病院で職員数が200人とすれば、職員一人あたりの経費増は３万円になります。つまり、１人看護師を増やすことは全職員に３万円／12カ月、2,500円のベースアップを行ったことと同じ経費がかかります。逆に１人減らすことができれば全職員に2,500円のベースアップを行っても経費は増えません。このように人員配置、職員数をコントロールすることは給与、賞与を触る以上に経営にはインパクトがあるのです。

　職員数を１人抑えれば、職員の負担は200分の１、0.5％だけ増えるでしょう。しかしベースアップが2,500円ならどちらが職員は嬉しいでしょうか。もちろんすべての職員で負担増を分かち合わなければ、職員の負担増0.5％は達成できません。しかし、職員数を適正にコントロールし、職場が多忙になれば職員は自ずと協力し始めるものです。

　平均の１割増の給与を支払ったとしても、職員が平均の２割増しの仕事をしてくれるなら病院は大発展します。そして、職員一人あたりの粗利を調べてみますと良い病院と悪い病院の間には２割どころではない差があるのです。

　かつて、四国の大将と言われ、赤字企業立て直しのカリスマであった船舶王、来島どっくの坪内寿夫は「少数精鋭とは少数の精鋭で仕事をすることではない。人は少数化すれば自ずと精鋭化する」と言いました。これは病院にもそのまま当てはまります。

　忙しすぎてはいけませんが、暇すぎることも同時に問題です。財務的な問題だけではなく暇な職場ほど仲が悪く、足の引っ張り合いやハラスメン

トが多いのは不思議ですが事実です。勤務時間中に余分なことを考える暇があると何事も悪い方向へ向かうのかもしれません。

　さて、ここまでは職員数に関する表面的な話ですが、実はそれ以上に重要なことがあります。甲子園の高校野球を見ていますと、時々ベンチ入りメンバー18人を満たせない少数部員の高校が甲子園に出場してくることに気づきます。地方の無名公立高校であったり、勉強中心の進学校が少人数の部員を鍛え上げて甲子園に出場してくるのです。かつて徳島県奥地の公立高校、池田高校が部員11人ながら甲子園で準優勝したように、彼らは決して弱くはありません。

　そのような学校に奇跡のように素晴らしい運動能力の選手がその年だけ揃ったのでしょうか。私はそうではないと思います。主力のごく一部の選手を除けば普通の野球選手です。彼らが地方予選で打ち破ってきた部員が100人を超えている野球名門校や他県からの野球留学生がひしめく強豪校に進学していたらレギュラーになれないどころか、入部を断られるレベルの選手もいたのではないでしょうか。

　高校野球の選手なら皆、甲子園に行きたいでしょう。強豪校の選手も無名校の選手もそれは同じだと思います。甲子園を目指してはいるが、無名校で部員も少数、しかもセカンドを守るのは自分しかいない、その時に彼の中には何かが起こるのだと思います。指導者が正しい目標を掲げ、彼に甲子園出場にかける強い欲望とそれを持続させる精神力と知性があれば、それはチーム全体に伝播し、驚くようなストーリーが生まれることがあるのでしょう。

　実業の世界ではこれをケミストリーというそうです。われわれの闘うフィールドである病院、特に民間中小病院は甲子園のように全病院の職員が一つの目標に向けて集中しているわけではありません。その日暮らしで何の夢も希望もない職員もいれば、成長することを拒否する職員もいます。医療人としての職業倫理が、長い間の病院勤めのうちに抜け落ちていった人もいます。このレベルの職員で構成されているのが大半の病院ですから、

素材は特別なものでなくとも職員の考え方一つで病院間競争に勝ち抜くことは十分に可能であると思います。

　もとより、競争相手の病院にも選り抜きの人材がそろっているわけではありません。われわれの病院がケミストリーを起こせば、必ず群れから抜け出し、一頭地抜け出すことができるはずです。ケミストリーを起こす条件の1つが職員の少数化であるのです。「オレがやらなきゃ誰がやる」という状態になった時、人は二手に分かれます。責任の重さに耐えかね逃げる人と意気に感じ立ち向かう人です。実は後者の人は案外多いものです。彼らには高い能力があったのではありません。逃げることのできない外部環境が能力者に変えたのです。

　伯鳳会グループには、このような職員が少なからずいます。中には自分を過大評価している、勘違いしていると思う者もいますが、実はそのような職員ほど、心が素直で課題に正面から立ち向かうものです。うぬ惚れるくらいの管理職がよいのです。彼らの最大の強みは「自分にはできない」とは言わないことです。そのような職員を発見し、登用するには少人数であることが大切です。適度なストレスこそ職員にとっても法人にとっても成長のための最良の栄養なのです。

　司馬遼太郎の「坂の上の雲」を読まれたことがあるでしょうか。明治政府はごく少数の知識層で運営されましたが、日清戦争、日露戦争に勝ち抜き、日本を欧米列強に伍する国に成長させました。それは知識層の中に極めて優れた人が次々と排出したからでしょうか。私はそうではないと思います。少数であるがゆえに、組織内にケミストリーが起こったのではないでしょうか。もちろん、民主主義、平等主義を強く支持しますが、1つの病院が発展するためには、どこかでケミストリーが必要なのです。そしてケミストリーは組織が未熟であるほど、構成員が少数である時こそ起こりやすいのです。

2）自律的に人件費適正化を促す仕組み

　伯鳳会グループは賞与を用いて職員が自律的に職員数を抑制する仕組み
を作っています。伯鳳会グループの賞与は決算賞与となっており、上期（４
月〜９月）決算賞与が11月、下期（10月〜翌年３月）決算賞与が４月に支
給されます。賞与は業績により変動するのですが、変動するのは賞与総支
給額です。期の始めに各年度の賞与総額を決めます。決め方は、

賞与総額＝医業総利益（粗利）×○％＋経常利益×△％

です。

　なお、○と△の数字ですが、前年度の賞与総額をもとに粗利×○％：経
常利益×△％＝２：１になるように設計します。

　こうすれば賞与を上げるには粗利を増やすこと（売り上げを増やすこと
とほぼ同義）、利益を増やすこと（経費を削減することとほぼ同義）が必
要になります。

　実はそれだけではありません。一人あたりの賞与を増やすためにはその
業績をできるだけ少人数で達成することが必要になります。

　大半の職員は経費削減に努めているのですが、人員適正化が最高の経費
削減とは気が付いていないものです。しかし、自己の賞与を向上させるた
めには病院の業績向上（粗利、利益の向上）だけでは不十分で最小限の人
数でそれを達成することが肝要と示すことで、人員配置の適正化にインセ
ンティブが生まれるのです。

　賞与を基本給の○.○倍とし、業績によってその倍数を上下する病院が
多いのですが、こうすると病院の業績が良いのに○.○倍の数値が上がら
ないと職員は不満を持つ場合があります。しかし、実は職員数を増やして
好業績を達成しており、一人あたりの労働生産性が落ちている場合がある
のです。また、経営者は職員数が減ったにもかかわらず業績が同じなら倍
数を上げようとしない場合があります。一人あたりの労働生産性が上がっ
ているにもかかわらずです。実はこれはどちらも間違っているのです。

　例えば、賞与を半期2.0カ月とした病院があったとします。病院の粗利

も経常利益も前期より５％増えていたとしましょう。それなら賞与も５％増加し、2.1カ月にしてもよいのではないかと職員は考えがちなのです。しかし、その数値が職員数10％増で達成されていたのなら、一人あたりの賞与支給○.○カ月の○.○はむしろ減らさなければ労働分配率は向上してしまい、病院の収益構造を歪め、経営を弱体化させていくのです。

　この失敗を防ぐため、賞与は総額を業績に連動させるべきで、個人支給額を連動させてはいけません。この仕組みを持つことで各職場は互いに余剰人員の有無に敏感になります。同時に計算式に経常利益×△％が入っていることから、経費削減の意識が向上するのです。むやみに経営者が経費削減を要求することは職員のストレスになりますが、経費を減らせば自らの賞与が向上する仕組みがあれば経費削減も苦にはなりません。

　賞与○.○カ月のシステムでは漠然と働き、業績が向上したら漠然と賞与を増やし、業績が低下したら漠然と賞与を減らすことになります。職員は自分のペースで働くだけで、そのペースの数字で賞与が決まるという働き方になるのではないでしょうか。

　賞与総額を業績連動とすることで毎月の一人あたりの賞与額がわかり、その積み上げが半期賞与額になります。したがって職員は毎月の決算に興味を持ち、収入増のみならず経費削減、適正人員配置に関しても敏感になります。この影響は顕著です。

　伯鳳会グループは賞与を半期決算賞与としており、支給は上半期（４月〜９月）決算の確定する11月と、下半期（10月〜翌年３月）決算がほぼ推定できる４月に支払っています。

　下半期の３月の月次決算は２月と同じものを使いますので、下半期決算が確定し、それに基づいて算出される本来の下半期賞与よりやや少なめになります。

　５月には下半期決算が確定しますから、経常利益が10％を超えた場合に超過額の20％が人頭割で支払われる臨時賞与とともに、４月に支払った賞与に実際の３月の決算と、４月の賞与支給時に使用した２月の決算の差異

を上乗せして清算します。

　コロナの影響がなかった2017年下半期の賞与について紹介します（図表1-3-1）。

　2017年1月の賞与原資の上積みは、⑦1億1,400万円、同月の一人あたりの平均賞与額の上積みは⑧14.1万円、10月から1月までの4カ月分の賞与原資は4億1,609万円と、前年度の3億9,074万円と比較して2,535万円増加、ここまでの一人あたり平均賞与は51.6万円で、前年度同時期と比較して2.5万円の増加であるとわかります。職員数は2016年下期の795人から812人に17人増加しましたが、賞与原資の伸びが十分であったため、一人あたり賞与額も増額しています。このペースなら年度末の下半期賞与は一人平均2.5～3万円の増加が期待できます。

　これによって、一人あたり平均賞与額を増加させるには病院の粗利、利益を増加させるとともに、職員数を適正化することが必要であることがわかりやすく示されていると思いますし、職員にとっても病院の経営状況が

2016年度

赤穂地区	10月	11月	12月	1月	2月	3月	上半期	下半期
① 医業総利益学校（－）	847,111,984	837,670,152	919,178,681	863,193,953	873,170,066	934,300,824	5,301,317,866	5,274,625,660
② 学校収入	24,688,339	24,203,903	26,085,853	24,378,605	21,960,284	26,486,343	147,613,796	147,803,327
③ 医業総利益学校（＋）①+②	871,800,323	861,874,055	945,264,534	887,572,558	895,130,350	960,787,167	5,448,931,662	5,422,428,987
④ 経常利益	262,887,987	253,747,241	229,899,257	282,512,583	240,448,707	369,863,762	1,586,317,254	1,639,359,537
⑤ 医師業績年俸	24,902,519	24,902,519	24,902,519	24,902,519	24,902,519	24,902,519	149,077,998	149,415,114
⑥ 賞与用経常利益④+⑤	287,790,506	278,649,760	254,801,776	307,415,102	265,351,226	394,766,281	1,735,395,252	1,788,774,651
⑦ ③×7%+⑥×12.5%	96,999,836	95,162,404	98,018,739	100,556,967	95,828,028	116,600,887	598,349,623	603,166,860
⑧ 賞与支給者	795.3人	795.3人	795.3人	795.3人	795.3人	795.3人	783.8人	795.3人
⑨ 1人当平均支給額⑦/⑧	121,966	119,656	123,248	126,439	120,493	146,612	763,396	758,414
⑩ 累積1人当平均支給額	121,966	241,622	364,870	491,309	611,802	758,414	0	0

2017年度

赤穂地区	10月	11月	12月	1月	2月	3月	上半期	下半期
① 医業総利益学校（－）	884,601,234	913,777,647	915,995,965	944,780,785			5,500,562,665	3,659,155,631
② 学校収入	24,069,865	23,205,658	25,177,754	23,357,093			136,012,501	95,810,370
③ 医業総利益学校（＋）①+②	908,671,099	936,983,305	941,173,719	968,137,878			5,636,575,166	3,754,966,001
④ 経常利益	292,253,760	288,723,213	219,084,296	343,913,124			1,749,579,278	1,143,974,393
⑤ 医師業績年俸	26,484,552	26,484,552	26,484,552	26,484,552			150,597,282	105,938,208
⑥ 賞与用経常利益④+⑤	318,738,312	315,207,765	245,568,848	370,397,676			1,900,176,560	1,249,912,601
⑦ ③×7%+⑥×12.5%	103,449,266	104,989,802	96,578,266	114,069,361			632,082,332	419,086,695
⑧ 賞与支給者	811.6人	811.6人	811.6人	811.6人			779.7人	811.6人
⑨ 1人当平均支給額⑦/⑧	127,463	129,362	118,997	140,549			810,674	516,371
⑩ 累積1人当平均支給額	127,463	256,825	375,822	516,371			0	0

図表1-3-1　賞与の積み上げ表（2016年、2017年）

リアルタイムで実感できるのではないでしょうか。

　グループのある病院で年度末の３月初めにCTの管球が不調になり、交換する時期が近づいたことがあります。CTの管球は2,000万円もしますから、期の途中で管球の交換となりますと2,000万円経費が増え、それだけ利益が減ります。その病院は粗利の５％＋利益の15％が賞与総額でしたから、賞与総額が2,000万円×15％＝300万円減ってしまいます。職員数は約300人でしたから、それは職員一人あたり１万円の賞与減にあたります。この病院では看護師が集団で放射線診断部に押しかけ、３月末まで何としても管球を持たせよと要求しました。

　この賞与支給方法は、節税のために物品をあらかじめ購入するなどの操作は不可能になりますが、最大収入、最大利益、最少人数を職員が自ら求めるインセンティブになります。職員は経営に関心を持ち、病院の収益構造についても理解するようになります。すなわち経営マインドを職員全員が持つきっかけになっています。言うまでもありませんがこの計算式で決定した賞与総額を職種別に人事考課を加味して分配していきます。

　また、実際の支給額は、伯鳳会グループを関連の深い地域、法人に分割し、その分割したユニットごとに賞与総額計算式の○と△の値は変わります。

　しかし、ユニット内の病院、介護老人保健施設、特別養護老人ホーム、デイサービス、訪問看護、訪問介護等、すべての事業所は個別に賞与総額を変更することはせず、ユニット全体で同じ数値を使います。したがって自分の所属する施設だけが好成績であっても必ずしも賞与は向上せず、成績不良でもそこだけが賞与が低下するとは限りません。これは賞与を増やすためのインセンティブは弱くなりますが、ユニット内の連携を向上させ、全体の底上げを図るべきだというメッセージが込められており、職員はそれを理解しています。私はこのシステムを集団成果主義と名付けています。

　さて、以上のように伯鳳会グループは職員に一人あたりの粗利を上げること、一人あたりの利益を上げることを求めています。

　ポイントは「一人あたり」にあるため、同じ成果なら少ない人数で達成

することを求めています。この姿勢は、今では伯鳳会グループ全体に十分に浸透したようです。

　以前にある看護師の求人サイトを見た際、その病院に勤めていたり勤めたことのある看護師のコメントが掲載されていました。伯鳳会グループについては、「仕事は忙しいが給料の高い病院。お金の欲しい人にはお勧めできる」とありました。このコメントを見て、伯鳳会グループの経営はうまくいっていると嬉しくなりました。

　何かを得るために何も捨てないでうまくいくはずはありません。自分の欲しいものの優先順位を考えて、伯鳳会グループの経営方針と適合する人が入職してくるのならお互いが幸福です。

3）経営マインドに報いる

　医療法人は、利益が上がるとそれはすべて出資者である経営者に帰します。医療法人は配当こそできませんが、その利益は医療事業に益する範囲で経営者が自由に使うことができます。経営者は医療事業を行うことが喜びであり目標ですから、それは事実上の配当だと思います。日本電産の永守重信会長は「仕事の報酬は仕事である」と言いましたが、中小民間病院の経営者にはまさにそのとおりでしょう。

　経営者が職員に経営者に準ずる経営マインドを要求するなら、職員にも配当があってしかるべきです。それは賞与であると受け流すことは容易ですが、医療法人においては賞与とは給与の後払いに近い部分が相当額を占めているのが現状です。

　伯鳳会グループも賞与総額＝医業総利益（粗利）×〇％＋経常利益×△％になっていますが、前半部分と後半部分は2対1に設計しています。前半部分は大きく変動することはないので、実際は賞与の3分の2は給与の後払いにすぎません。

　職員が配当を実感するために、伯鳳会グループでは臨時賞与制度を設けており、経常利益が10％を超えた場合、余剰額の20％を臨時賞与として職

44

員に支給する制度を設けています。

　支給は正職員だけではなく、労働時間に応じてパート職員にも一定の倍数を掛けて支給します。臨時賞与総額を職員数で割り、一人あたりの臨時賞与額が決まります。この臨時賞与には職種別の額の違いはなく、全員同額にしています。医師も薬剤師も看護師もリハ職も介護職も調理も清掃も事務も全員同額です。額は数万円の年もあれば、20万円を超えたこともあります。

　医療介護業界は国家資格を使って業務を行う職場ですが、国家資格ごとに世間相場があります。素晴らしく優秀な介護士でも、極めて能力の劣る医師の給与を超えることはまずありません。これには個人的には疑問がありますが、現実社会に合わせることも経営には必要です。この部分を少しでも埋め合わせるために、臨時賞与は有効だと思います。

　現実は職種別のヒエラルキーが処遇を含めてあり、さらに人事考課により査定を受けています。しかし、職種別ヒエラルキー（使いにくい言葉ですが）が下位、人事考課点の低い人は伯鳳会グループに貢献していないのでしょうか。私はそうは思いません。事業を成すための集団は石垣にたとえられます。大きな強い石の隙間を埋める小さな弱い石も石垣には必要なのです。

　現在はわかりませんが、かつての松下幸之助時代の松下電器（パナソニック）は、採用時に優秀な人で80％の採用枠を埋め、残りの20％は、人柄は良いが優秀ではない人を敢えて採用したそうです。そのほうが組織全体のパフォーマンスが上がることを松下翁は知っておられたのです。

　伯鳳会グループにも能力の低い人、人事考課でいつもB-以下を取る人がいます。遅い、間違いが多い、要領が悪い、目標が達成できない人は、多くは同じ人です。しかし、その人が悪意を持っていないのであれば、決して伯鳳会グループの外に追いやろうとはしません。人情で言っているわけでも、労働三法に配慮しているわけでもありません。彼らは必要な人材だからです。

　臨時賞与は職種別の額の違いはなく、人事考課点も考慮しません。全員一律です。これは私の職員に対するメッセージであり、姿勢を示すものです。

　臨時賞与は賞与総額を決めるユニットごとに計算して、そのユニットの経常利益が10％を超えると支給されます。支給額はゼロから10数万円まで年度によってばらつきますが、この臨時賞与が支給されることが決まると職員のモチベーションは向上し、病院に対するロイヤルティーは否応なく増し、私も経営者の責任が果たせたと肩の荷を下ろす思いです。

第四章　人事考課を考える

1）人事考課は何のためにやるのか

　今から四半世紀ほど前から、多くの病院で人事考課制度が取り入れられるようになりました。すでに各病院では確立された制度が動いていると思いますが、それまで、人事考課制度を取り入れている病院は皆無と言ってもいい状況でした。

　まず、人事考課は何のためにやるのでしょうか。仕事のアウトプットが良く、マインドの高い人、すなわち良い人材の行動を強化し、アウトプットの悪い人、マインドの低い人の行動変容を目指してやるのでしょうか。

　そうではありません。上記のような目的は、人事考課制度が効果を上げた場合の一局面にすぎず、真の目的は病院全体のアウトプットを上げることにあります。したがって病院全体のアウトプットを上げない人事考課制度は無意味、むしろ害を成すと考えています。

　では、病院にはどのような人事考課制度が向いているのでしょうか。それにはまず、病院に就職してくる人の属性を見る必要があります。医療を志す人にはギラギラした肉食系人材はいません。特に上昇志向のある人は、民間中小病院には就職しません。また、病院は資格産業なので大半の職員は何らかの国家資格を持っていますが、民間病院に就職してくる人の多くは大学ではなく専門学校でその資格を取っているものです。さらに、事務職員など資格の不要な職員も、この仕事で一旗揚げてやろうという人は皆無に近いです。

　確かに専門学校卒にも優秀な人は多く、大学卒でもそうではない人はたくさんいます。しかし、地頭や意欲に関しての平均値を問えば、前者は優位とは言えないでしょう。ばらつきはあるものの、民間病院に就職してくる人は、過去に成功体験を積み重ねてきた人材はほとんどいません。あくまで私見ですが、どこかでつまずき、自分は凡庸な人間だと感じている人

が多いのです。

　そこで、彼らをモチベートし、覚醒させ、意欲的で生産的な医療活動を行ってもらうためには仕組みが必要です。その仕組みの一つが人事考課なのです。

　つまり、人事考課制度は必ずしも優秀ではなく、意欲が高いとは言えない人にこそ、生き生きと働いてもらい、他の病院を凌ぐ成果を上げてもらう。そのような制度でなければなりません。実は、目標が達成されれば職員は「優秀で意欲の高い医療人・職業人」として覚醒し、成長しているのです。

2）民間病院の仕事は群像劇

　人事考課とは、処遇に差を付けることと考え、優秀な人とそうではない人を選別し、そうでない人の給与を抑え、優秀な人にはインセンティブなどを付けてまで成果を上げようとする病院があります。私はこの経営手法には与しません。そのような病院、スターシステムの病院は決して長い間成果を上げ続け、存続していくことはできないと考えます。スターの賞味期限が過ぎればあとはジリ貧です。社会インフラである病院が打ち上げ花火のような経営をしては社会を不安定にしますし、それ以前に一般的な民間病院は一人、もしくは少数のヒーローが獲物を倒し、それを皆で分け合う狩猟のような仕事ではないのです。職員全員で代掻き（しろかき）をし、田植えをし、草取りをし、稲刈りをする。米作りのような仕事が一般民間病院の仕事なのです。

　この仕事は少数の優秀者が頑張るだけでは成り立ちません。すべての人が自分のできる仕事をコツコツとやり続けて達成されるのです。

　病院の仕事とは宝塚歌劇団のようなスターシステムではなく、映画「仁義なき戦い」のような群像劇なのです。病院の人事考課は必ずしも優秀とはいえない、意欲的とはいえない職員のモチベーションをアップし、戦力として活用できるレベルまでスキルを引き上げるためにこそあるべきだと

思います。

　「羊に率いられた狼の群れは、狼に率いられた羊の群れに敗れる」とは
ナポレオン・ボナパルトの言葉です。病院理事長が狼であればすべて解決
するとは思いませんし、自分を狼にたとえるほど自惚れてもいませんが、
「羊に率いられた狼の群れ」が全く高いパフォーマンスを上げられず、慢
性的な赤字病院として苦しんでいる例はいくつも見てきました。民間病院
成功の秘訣は羊のパフォーマンス向上にほかならないと考えます。言いに
くいことですが、羊以外の職員はそもそも集まらないのですから。

　少々失礼な言い回しになりますが、病院の人事考課制度は「下を見て作
る」のがコツだと思います。上を見て作った人事考課制度はいくら理屈に
合っていても民間病院のパフォーマンスを最大化することはできません。

　少し話題が変わりますが、生産と分配についての私の思いを書きます。

　昔話になりますが、私は高校生の世界史の授業で、加藤先生が黒板に以
下のように板書されたのを昨日のように思い出すことができます。深緑の
黒板に白いチョークで横書き２段に、

　社会主義＝能力に応じて生産し、生産に応じて分配する

　共産主義＝能力に応じて生産し、必要に応じて分配する

と書かれたのです。

　当時はまだ学園紛争の硝煙が残る時代でしたが、この板書は私には極め
て新鮮で衝撃的でした。

　私は病院を含めたあらゆる社会活動の生産と分配は、この中間程度が理
想的だと考えています。伯鳳会グループの人事賃金制度は16歳の私が受け
た加藤先生の授業に基づいて構築されているのです。

3）必ずしも悪くない年功序列制度

　さて、全く機能しない人事考課制度とは何でしょうか。それは不公平感
のある人事考課制度です。オマキザルの実験をご存知でしょうか。実験は

以下の二段階からなっています。

　１）オマキザルにある課題を与え、その課題ができたらキュウリを１切れ与えます。オマキザルはキュウリを好むので課題を続けます。しかし、50回課題をこなすと止めます。

　２）２匹のオマキザルをお互いが見えるゲージに隣同士に入れ、一方のオマキザルには課題ができるとキュウリを与え、もう一方のサルには、課題をこなすとキュウリよりさらにサルの好物であるブドウを与えます。

　最初はキュウリをもらえるオマキザルもブドウをもらえるオマキザルも課題をこなしていきますが、キュウリをもらうサルは30回課題をこなすと作業をやめてしまいます。あちらのケージのサルはブドウをもらっているじゃないかと抗議をするそうです。

　注目すべきはこなした課題の回数です。同じキュウリをもらっていても、自分だけなら50回こなしていた課題が、同じことをしてもブドウをもらうサルが横にいると30回で止めてしまうのです。ここに心理の難しさがあるのです。

　もう一つ、ロシアの寓話です。２つの家にそれぞれ老人が住んでいていずれもヤギを飼っています。片方のヤギは乳をよく出しますが、もう一方の家のヤギは乳の出が悪いヤギでした。ある夜、乳の出ないヤギの家の老人の枕元に神様が現れ、「願い事を申せ」と言います。老人はこう言いました「あいつの家のヤギも乳が出ないようにしてくだせえ」。うちのヤギも乳がよく出るようにしてくださいとは頼まなかったというオチです。

　こちらは寓話ですが、オマキザルの実験でもわかるように、人間は自分の処遇の良し悪しよりも、他人と比べて自分の処遇が公平か否かに重きを置いているのです。

　人事考課には考課基準というものがあり、それは公表されています。しかし、第一の問題として「その考課基準が万人にとって公平であるか否か」があげられます。第二の問題として「どれだけ整備された人事考課を行っ

ても、依然不公平感は残り得る」という事象があります。

　考課者訓練をいくら積んでも完全に公平な考課は難しいものですし、たとえ公平に行ったとしても考課を受けた人間が公平な考課を受けたと感じるか否かも不明です。不思議なほど自己評価の高い人はどこにでもいるものです。

　これに比して年功序列制度では、考課基準は年齢、社歴だけに限定されます。その基準に納得性があるか否かは議論のあるところでしょうから、第一の問題（万人にとって公平か）は残ります。しかし、考課にブレが起こる懸念はなく、第二の問題、不公平感は当初より解決されているのです。

　人事考課制度が病院のパフォーマンス向上のためにあるのなら、年功序列制度で良好に運営できている病院にあえて人事考課を導入する必要はないと思います。われわれ伯鳳会グループには10の病院がありますが、２病院は年功序列制度のままです。１病院はM&A時に３年間は人事制度を変更しないという契約なのでそのままなのですが、もう１病院、日高市の積仁会旭ヶ丘病院はM&A後、現在まで成長が続いており、財務も大きく改善しただけではなく、病院機能の向上や職員のスキルアップ、意欲の向上も進んでいるために、当面は人事考課制度の導入予定はありません。

４）人事考課カード「いきいきカード」

　伯鳳会グループで活用する人事考課カードでは、半期の個人目標を２つ、または３つ立てます（図表1-4-1（歯科医師）、図表1-4-2（看護師））。職階の上の者は経営指針書の所属部署目標、事業所目標、法人目標が多くを占め、職階の低い者は自己開発目標が主になります。しかし全員が１つは経営指針書にリンクする目標を立てるようになっています。

　情意考課は、医師に対してはその医師の患者を主に受け持つ病棟の看護課長と外来看護課長が行います。医師以外の職員はその上司が評価します。加点項目として論文発表や学会発表を加えています。

　われわれは、経営指針書の経営目標を達成するために人事考課を行って

人事考課カード（歯科医師）

令和3年上期　　　　　　　　　　　　　　　　　氏名

個人目標　　　80

ウエイト(%)	私の担当業務（重点課題）	前回比較	達成基準		遂行手段（手段・方法）	いつまで	自己評価	上司評価	
								1次	2次
40%	1 紹介患者の獲得 (R2.下 149人)	C	⊕ 151人～／半年 153人			R3.9月	S・A・B・C・D	S・A・B・C・D	S・A・B・C・D
		L	± 140人～150人／半年						
		U	～139人／半年					A	
40%	2 インプラント関連手術件数 (R2.下 7件)	C	⊕ 9件～／半年 11人			R3.9月	S・A・B・C・D	S・A・B・C・D	S・A・B・C・D
		L	± 5～8件／半年						
		U	～4件／半年					A	
	3	C	+				S・A・B・C・D	S・A・B・C・D	S・A・B・C・D
		L	±						
		U							

情意目標　　　20

項目	評価
回診を定期的に行い、患者さまの状態をよく把握している	S・A・Ⓑ・C・D
医療従事者や看護師が困らないように、分かりやすく診療や治療方針、家族へのムンテラ内容がカルテに記載されている	S・A・B・Ⓒ・D
緊急時や主治医不在時の診療を頼まれた場合には、快く対応している	S・Ⓐ・B・C・D
患者さまや家族にムンテラされ、信頼関係が図られている	S・Ⓐ・B・C・D
看護師や介護員に対し、チーム医療の一員として、相手を尊重した態度や言葉使いをしている	S・Ⓐ・B・C・D
経営管理も考慮して業務を行っている	S・A・Ⓑ・C・D

S　非常に良い　A　良い　B　普通　C　努力が必要　D　非常に悪い

加点目標　　　上限20

学会発表数	1回プラス2点	
雑誌掲載数	1回プラス4点	
医師会行事参加数	1回プラス1点	
職員教育	1回プラス1点	3点　　（BLS、ACLS、医療安全講習）

病院全体　100点　・　科　100点　・　個人（個人＋情報）100点　・　加点　上限20点
院内教育（2回／w　・　2点　　1回／w　・　2点）

図表1-4-1　人事考課カード（歯科医師）

いますから、人事考課カードも経営目標と関連性を持たせ、個人のいきいきカードの目標が達成されると部署目標が達成されるように設計しています。部署目標が達成されれば事業所目標が達成され、事業所目標が達成されれば経営指針書の目標が達成されるように制度設計されているのです。繰り返しになりますが、人事考課制度は経営目標達成のためにあるのです。

いきいきカード（チャレンジカード）一般職能層

2021　年度	考課対象者	所属	役職	職種	資格等級	綜在籍年数	氏名			一次	二次	三次
上期		看護師		総合職	3等級	7年		考課者				

〈業務目標〉（成績考課）

職務編成 （なにを）	資格等級 レベル	ウエイト 合計100%	達成基準 （期待目標）		遂行基準 （手段・方法）	いつ までに	達成度評価			
							自己	上司		
								一次	二次	三次
1 急変時対応の指導 （シミュレーションを実施し3年目以下スタッフが対応できる）	C ①	60%	+	急変時にBLS対応できた	1回／月勉強会実施	2021年 9月	±	±	±	±
			±	3年目以下のスタッフがシミュレーションできる	e-ラーニングの活用 参考書の熟読		-	-		
2 栄養管理 （術前から栄養管理の介入を行う）	C ①		+	入院時対象患者全員にNST介入できた	NST介入患者の洗い出し	2021年 9月	±	±	±	±
			±	術前から栄養管理の介入ができた（NST介入割合増・10件）			±	±	±	±
3	C L		+							
			±							

〈情意考課〉

チェック項目（意欲・態度）	評価度				面接での意見・相違点（要点）
	自己	上司			
		一次	二次	三次	
規律性 ①法人の経営理念と方針に基づき行動しているか	±	±	±	±	シミュレーションは途中であり今後継続の予定
②上司の指示・命令・就業規則に定められた規律・規定を守ったか	±	±	±	±	
③幣の中の　髪型　服装　態度　言葉使いは良かったか（積極的な挨拶）	±	±	±	±	内科のシミュレーションの予定
④目下・上司という関係は適切であったか	±	±	±	±	
⑤日常業務で報告・連絡・相談に留意し、正確に実行したか	±	±	±	±	
⑥常にコスト意識をもち（エレベーター・エアコン・電話・電燈）設備、物品の使用管理は適正であったか	±	±	±	±	仕事・職場についての意見
責任性 ①患者さまに対しては常に優しく親切に誠意を持って接したか	±	±	±	±	特になし
②与えられた仕事の責任を自覚し、最後までやりとげたか	±	±	±	±	
③仕事の遅れ、不安全が予想される時、事前に連絡をしたか	±	±	±	±	
④指示されたことはメモをとるなどして忘れることはなかったか	±	±	±	±	健康状態
⑤仕事の進捗状況や出来栄えを常に確認した	±	±	±	±	変わりない！

チェック項目（意欲・態度）	評価度			
	自己	上司		
		一次	二次	三次
積極性 ①必要な知識・技術を常に習得しようとしたか	±	±	±	±
②常に問題意識をもち、気付いたことは進行に移したか	±	±	±	±
③所属部門のマニュアルに従って仕事に取り組んだか	±	±	±	±
④担当する仕事の拡大を常に心掛け、仕事に取り組んだか	±	±	±	±
⑤難しい仕事でもファイトを燃やしてチャレンジしたか	±	±	±	±
協調性 ①自分勝手な言動・行動をすることはなかったか	±	±	±	±
②周囲と調和するように心掛けたか	±	±	±	±
③他の人の仕事を自発的に手伝ったか	±	±	±	±
④部署での経費削減に協力したか	±	±	±	±

〈加点項目〉（日常業務が問題なく遂行した場合のみ）

内容	点数		内容	点数		内容	点数
プロジェクト参加 2つまで（3点）		学会発表 1つまで	全国　2点 地方　1点		急な勤務変更	1点	
委員会参加 2つまで（1点）							

合計点数　0

<配入方法> 資格等級レベル記号・・・・・C：チャレンジ　L：レベル　　　　　達成度評価精度記号・・・・・+：期待以上　±：期待どおり　-：期待を下回った

図表1-4-2　人事考課カード（看護師）

第五章　経営数値はどこを見るべきか

　病院経営には俯瞰的な視野が必要です。俯瞰的な視野を得るためには社会の動きを知り、厚生労働省の施策の動向を知り、地域の状況を知る。それも現在のニーズを知るだけでなく、将来のニーズをも予測する必要があります。同時に自分たちの提供できる医療、提供したい医療、職員の嗜好、経営者の嗜好を知ることが大切です。

　つまり、孫氏の兵法で最も有名な金言である「敵を知り己を知らば百戦危うからず」ということでしょう。

　己を知るために必要になるのが自病院の経営数値です。財務数値には貸借対照表（B/S）、損益計算書（P/L）、資金繰り表の三表があります。それ以外にも病院には経時的変化を追っていくべき固有の数値があります。この中から特に注目している数値を解説します。

　伯鳳会グループで使用している月次決算報告会の様式と経営指針書の様式を主に使います。

　財務諸表の説明は、教科書的な解説ではまずB/Sからすべきでしょうが、取り組みやすいP/Lから始めます。

1）損益計算書（P/L）はどこを見るか

　損益計算書（P/L）は、一定の期間の経営状態を知るのに使用する指標です。1カ月、あるいは1年の間にいくら稼いで、いくら使って、いくらもうけたかという数字ですからわかりやすいと思います。

　しかしこれだけでは、このような仕事をするためにいくら借金をしたのか、いままでにいくら借金があるのか、あるいはこれまでに貯金をいくらしているのかわかりません。

　それば貸借対照表（B/S）に譲ることになりますが、損益計算書をピカピカにしておけば貸借対照表はジワジワと良くなることが多いです。しか

54

し、良い損益計算書を作ろうとして無理をすると、貸借対照表が少しも良くならないばかりか悪化することもありますので要注意です。黒字倒産というのは本当にあるのです。

　私もそうでしたが、経営の初心者は損益計算書に目を奪われ、貸借対照表の数値分析が疎かになりがちです。P/L、B/Sは車の両輪です。どちらか一方に偏った経営手法は大失敗を招きかねませんのでご注意ください。

①トップラインはやはり大切

　損益計算書の一番上にはトップライン、すなわち医業収入があり、まずはここに注目します。ここがその月の売り上げです。事業所ごとに前年同月と比較できるようにします（図表1-5-1）。

　売り上げの多寡より、利益の多寡やFCF（フリーキャッシュフロー＝税引き後利益＋減価償却費）の増減に注目すべきだという意見もあるのですが、私はそうとばかりは言えないと思います。

　その理由は、売り上げが落ちているということは、たとえ利益が増えていても患者に利用されていないことを示します。地域密着型病院は地域の健康のお世話が仕事ですから、利益率、利益額ばかりを考えて仕事をするのはリスクです。医療の仕事のボリュームを増やし、シェアを大きくしていくことで、事業は長期的な安定と成長が見込めます。

　ダイエーの創業者である中内功氏は、「売り上げはすべてを癒す」と言い、売り上げ至上主義に陥り失敗したことは有名ですが、それ以降事業の拡大が必ずしも歓迎されない風潮が生まれたように思います。しかし、事業のドメインを調整し、経費構造を適正化してあるならば、売り上げこそ病院の生命線です。売り上げ、トップラインが拡大しており、それが本業によるものならば、それ以下の経費の適正化さえ完了すれば利益やFCFは拡大するはずです。

　私は帝国データバンクからM＆A対象の病院の情報を入手することがあるのですが、経営状態は100点満点で評価されています。最も配点の高い

損　益　計　算　書

伯鳳会グループ

令和4年 4 月分

（令和4年 5月30日）

科　　　　目	実　績 令和3年4月期	収益率	実　績 令和4年4月期	収益率	増減額 3年→4年	対比 対比率
① 医　業　収　入	4,314,762	100.0%	4,468,018	100.0%	153,256	103.6%
医　薬　品　仕　入　高	521,754	12.1%	487,032	10.9%	-34,722	93.3%
診　療　材　料　仕　入　高	294,348	6.8%	309,289	6.9%	14,941	105.1%
給　食　材　料　仕　入　高	58,267	1.4%	66,726	1.5%	8,459	114.5%
② 医　業　原　価　合　計	874,368	20.3%	863,047	19.3%	-11,321	98.7%
③ 医　業　総　利　益	3,440,393	79.7%	3,604,971	80.7%	164,578	104.8%
給　　　与　　　費	2,155,201	49.9%	2,250,727	50.4%	95,526	104.4%
減　価　償　却　費	278,452	6.5%	309,407	6.9%	30,955	111.1%
そ　の　他　経　費	628,507	14.6%	675,047	15.1%	46,540	107.4%
④ 一　般　管　理　費　合　計	3,062,160	71.0%	3,235,181	72.4%	173,021	105.7%
⑤ 医　業　利　益	378,233	8.8%	369,790	8.3%	-8,443	97.8%
⑥ 医　業　外　収　益　合　計	99,749	2.3%	119,385	2.7%	19,637	119.7%
⑦ 医　業　外　費　用　合　計	35,822	0.8%	43,311	1.0%	7,489	120.9%
⑧ （　経　常　利　益　）	442,160	10.2%	445,864	10.0%	3,705	100.8%
賞　　　　　　与	1,530,666	35.5%	1,564,068	35.0%	33,402	102.2%
⑨ （　賞　与　後　経　常　利　益　）	-1,088,506	-25.2%	-1,118,203	-25.0%	-29,698	

図表1-5-1　伯鳳会グループの損益計算書（例）

　項目は「資金状況（資金繰り）」で20点です。そして次が「規模」で19点の配点です。「利益額」や「経営者の能力」よりも大きな配点が与えられており、企業の評価には規模が大切であるとわかります。

　重複しますが、規模が大きければ同じ利益率なら利益額、FCFが増大し、経営の自由度が上がります。設備投資にも余裕が生まれます。また多くの顧客に利用されているという事実は経営の安定性を高めるものと思います。

②医業原価率は病院のタイプにより異なる

損益計算書で、売り上げの次に出てくるのが医業原価です。この費用は、売り上げの増減に比例して増減する費用で、変動費とも呼ばれます。伯鳳会グループでは、医業原価を医薬品仕入高、診療材料仕入高、給食材料仕入高の３つに分類しています。

３つの仕入高は院内処方か否か、医材料を多く用いる急性期の比率が高いか否か、給食業者が外注か否か等によって変化しますから、他病院との比較以上に同じ病院の経時的変化に注目します。前年同月比で医業原価が増加している場合は要注意です。在庫が増えている場合があるからです。

正月時とゴールデンウィーク時には過剰在庫が起こりやすいので注意が必要です。上半期決算前、年度決算前には棚卸しをして在庫の適正化を一層図るのですが、ここで医業原価が依然多い場合は棚卸しがうまくいかず、在庫過剰になっているのかもしれません。逆に普段の在庫調整が良好で、仕入れを減らせなかったのかもしれません。ここは慎重に見て、現場に確認を取ることです。

経営者が在庫を気にすることで現場もその重要性に気が付き、不良在庫や過剰在庫で経営を毀損することが少なくなります。

次に同タイプの病院同士をベンチマークし、不自然な経費割合になっていないかをチェックします。急性期病院ほど医薬品や診療材料の原価率が増えますが、それは構いません。在庫が適正なら、医薬品の仕入高が多いことはがん疾患や血液疾患の患者が多いことを意味しますし、診療材料仕入高の多いことは整形外科や脳外科、循環器科など高額な材料を使用する手術が増えていることを意味します。説明のつく内容で医業原価が増加している場合は病院が活性化しているケースが多いのです。

医療材料の価格は各病院でベンチマークし、適正化に常時留意しておかねばなりません。特に、急性期医療では医療材料の仕入れが不良であると利益が出しにくくなりますので、注意を怠ってはいけません。

SPDを使用している病院もあるでしょうが、その場合も価格を常時

チェックするとともに、使用量と納入量が一致しているかにも留意してください。M&Aをした病院の中には、使用量よりも納入量が多くなっており、使用していない医療材料を使用したとして請求されていた事例がありました。なお、医薬品は、伯鳳会グループは20年以上前から先発品全品一律値引き一社仕入れのため、仕入価格に関しては各病院での交渉は不要になっています。

　給食材料仕入高は経費の比率としては低いのですが、ここも注意が必要です。給食材料価格仕入高が増えている場合は経管栄養が増え、またその栄養剤に高額なものが選ばれている場合があります。

　嚥下機能の評価とリハビリテーションが適正に行われているか、栄養剤の選択に根拠があるのかをチェックしなければなりません。患者の排便コントロール目的で、一律に高価な栄養剤が使用されていたケースもありました。患者の状態に合わせてこまめに栄養剤を選択するようでなければ利益は残りません。

③医業総利益（粗利）の見方

　医業収入から医業原価を引くと医業総利益、粗利です。これが病院の付加価値ですから、病院が行った仕事のボリュームは医業収入以上にこれを見るべきでしょう。

　そこでまず、医業総収入の伸び率と医業総利益の伸び率を比較します。病院の手術数、救急車数、入院患者数、外来患者数などが大きな変化がなく、病院のアクティビティーが変化していない場合は、医業収入と医業総利益の上昇率は同じはずです。

　医業収入増加率＞医業総利益増加率の場合は、医業原価率が上がっているわけですから、過剰在庫、値引き率の悪化、不適切な材料使用などに目を光らせる必要があります。しかし、医療内容が急性期化、高度化するほど医療原価率は上がりますからその場合は心配ありません。医業総利益の伸びも大きいはずです。

　医業収入増加率＜医業総利益増加率の場合は、仕入れがうまくいっている、在庫管理がうまくいっていると喜びたいところですが、急性期医療のアクティビティーが落ちていないかを分析する必要があります。特に医業収入が横ばいか微増で、医業総利益が増えている場合は病院が活力を失っている場合があります。

④人件費の見方

　医業総利益の下に置かれるのは一般管理費です。この経費は売り上げの増減に対して基本的には変動することが少ないので固定費と呼ばれます。固定費は大まかには３種類に分かれます。人件費、減価償却費、その他経費です。

　病院の一般管理費の中で最も大きな経費は人件費です。言うまでもなく、人件費が総収入に占める割合が人件費率です。一般に人件費率が50％内外なら優秀、60％を超えると不良と言われますが、これはあまりにも大雑把すぎると思います。なぜなら、院外処方の有無、病院の性格（急性期医療が活発なほど原価率が高い）などで、原価率が変動するため、院内処方であったり、整形外科や脳外科、循環器内科が活発な病院は人件費率が低く出る場合があるからです。

　人件費を医業総利益で除したものを労働分配率と呼びますが、人件費率よりこの労働分配率のほうが人件費総額が適正か否かを見るには適しています。この値が60％内外なら優秀、65％を超えると不良、70％を超えると利益は出せません。

　ただし、これも病院の性格によって左右されます。急性期医療を行うためには病院の職員の中の医師の比率を上げなければいけませんが、医師は一般に給与が高いです。したがって、労働分配率は上がりがちです。慢性期医療なら医師は多くは要らず、給与が医療職の中では高くない介護系職員が多くなりますから、労働分配率は上がりにくくなります。急性期医療は建築や医療機器の減価償却費が高いことが多いため、急性期医療で利益

を出すためには、人件費や減価償却費に見合った医業総収入が必要になります。

　ここで気を付けなければいけないのは委託費です。外来処方、給食、警備のうち、自力で職員の確保ができなかった業務は仕方ありませんが、医事課や受付業務、駐車場管理業務など、病院で雇用が容易な職員を外部委託している場合は問題です。損益計算書では、外部委託職員の人件費はその他経費に含まれ、人件費には、外部委託職員の人件費は含まれていないため、労働分配率が一見良く見えるのです。労務管理の手間を省きたいのは誰もが同じですが、安易な委託行為は、病院の収益構造を悪化させます。委託会社の本部費用まで病院が負担していることになるのですから、委託職員の人件費だけでは出費が済まないのは自明です。

　外部委託を積極的に行っていて、経営状況が良くない場合、外部委託を減らし、委託人員を削減し、直接雇用に切り替えることで経営が大きく改善することがあります。

　私の経験では、M&Aを行い病院の経営状態を見たところ、委託職員が多い病院がたくさんありました。医事課の正職員化や院内保育所の内製化、給食の内製化、外来薬剤の院内処方への切り替えなどで大きく利益を伸ばすことができています。

労働分配率の上昇を抑えるために

　労働分配率は、性格の似た病院同士をベンチマークし合うことも大事ですが、同じ病院の経時変化を追うほうが有用な場合が多いのです。医業収入が順調に伸び、医業総利益も増加、利益も増えている病院といえども、実は問題が芽吹いている場合があります。

　労働分配率がジワジワと増加していたらどうなるでしょうか。人件費の増加額が医業総利益の増加額を下回り、減価償却費やその他経費がうまくコントロールされていれば利益は増えるでしょう。一見、それで問題はないように見えますが、この経営を続けていくと、いずれは医業利益の増加

を人件費の増加が上回り、利益が減少し始めます。その先は赤字です。

　なぜ、利益が減少に転ずるのでしょうか。医業総利益が拡大しているということは、業容が拡大しているということです。業容が拡大するということは、減価償却費、その他経費は必ず上がり始めます。そして、タイムラグを置いて利益額は減少に転じます。すなわち、労働分配率が上昇することは病院経営の潜在的リスクなのです。

　なぜ、労働分配率が上がってしまったのかを十分に分析し、その上昇を抑えなければなりません。

　労働分配率の上昇要因の大半は２つの原因で起こります。過剰な人員配置と労働生産性の悪い医師の雇用増加です。

　労働分配率の悪化は、病院経営が一見元気な時にも起こります。「忙しくなったので人を増やそう」「患者が増えたので医師を増やそう」と、安易な人員増加を行い、総収入がそれに付いてこない場合に労働分配率は悪化するのです。

　病院が上げ潮の時に人員を引き締めるのは難しいのですが、経営者は常にバランスの良い経営を維持するため、人員配置のバランスを取っていかなければいけません。時に医業総利益の増加＜人件費の増加となる場合がありますが、これを続ければ奈落の底へまっしぐらです。

　2019年のある月の伯鳳会の東京の各事務所の医業総利益と人件費の増加額を比較したところ、医業総利益の増加＜人件費の増加を呈している事業所があります。訪問看護ステーションしらひげ、ライフサポートナース向島（看護小規模多機能事業所）、わかくさ（認知症対応デイサービス）の３事業所です（図表1-5-2）。

　収入が減り、人件費が増えているわかくさは、収入、経費の両面の見直しが急務です。ライフサポートナース向島は、人件費は低下していますが収入減が著しい。収入増加を相当やり込まなければなりません。訪問看護ステーションしらひげは、収入増加はあるものの、その額を人件費増加額

		東京曳舟病院	訪看しらひげ	ライフサポート	ベレール	地域包括	ケアプラン	わかくさ	みまもり	計
医業/営業収益	2018	387,793,406	4,093,930	6,498,059	64,831,454	4,480,764	2,066,196	1,990,598	1,649,167	473,403,574
	2019	424,072,375	4,344,234	4,399,884	65,619,773	4,529,044	2,143,995	1,969,506	1,636,513	508,715,324
給与費	2018	175,171,253	3,137,403	3,380,441	31,085,893	2,803,211	1,170,568	921,153	1,015,037	218,684,959
（退職金法定福利費除く）	2019	187,467,200	3,419,699	2,793,899	30,243,861	2,823,441	742,401	926,843	973,517	229,390,861
収入増 2019-2018	①	36,278,969	250,304	-2,098,175	788,319	48,280	77,799	-21,092	-12,654	35,311,750
給与増 2019-2018	②	12,295,947	282,296	-586,542	-842,032	20,230	-428,167	5,690	-41,520	10,705,902
①-②		23,983,022	-31,992	-1,511,633	1,630,351	28,050	505,966	-26,782	28,866	24,605,848

図表1-5-2　伯鳳会の東京の各事業所の医業総利益と人件費の増加額（2019年7月分）

が上回っていますので、こちらは人件費、特に人員配置の見直しが必要かもしれません。この３事業所は適切な手を打たないと早晩赤字に転落します。

人件費についてまとめます。

ⅰ）労働分配率が変化せずに粗利が増加していくことが最も良い状態です。

ⅱ）次いで、粗利増加額が人件費増加額を上回っていれば当面は凌ぐことができます。

ⅲ）人件費増加額が粗利増加額を上回っている場合は、粗利を増やすか人件費を削減する一刻も早い是正措置が必要です。

ⅲ）の人件費増加額が粗利増加額を上回っている状態にあってもまだ、経常利益が維持されている場合もあります。減価償却費やその他固定費の減少が良好なら経常利益が減らないこともあるからです。その場合は、ⅲ）粗利増加額が人件費増加額を上回っている状態が望ましくない状態であり、危機的状況であると気づかない場合があります。

比較表は単純なものですがそれだけにわかりやすく、無駄に人員が増えていないか、削減可能な残業が増えていないかなどに注意を払うことができます。

人件費をベースにした病院経営の考え方

時に、利益が出ているのなら職員に最大限の給与を払うことが良いとい

う経営者がおられます。こうすれば職員の定着率が上がり、優秀な人材が雇用でき、職員のモチベーションも上がるという理論です。これは美しい話ですが、それは経営の現在しか見ていません。

　医療による社会貢献とは「提供する医療の質×医療の量×持続時間」で表されます。労働分配率に配慮し、収益構造を守ることは、持続時間を守る、つまり医療による社会貢献を最大化するために必要な行為なのです。それは職員の雇用を守ることにも通じます。

　さて、労働分配率を一定に保ち、収益構造を守ることは現在の病院にとってかなり難しいことです。診療報酬は本体こそ現在は微増傾向ですが、薬価は下がり続けているため、総収入からみてマイナス改定が続いています。さらに、今では10％にも上る消費税が病院経営を圧迫しています。消費税の補填はほぼ診察料に反映されているため、高額医薬品や高額な医材料を使い、高額な医療機器や建築を必要とする病院、特に急性期医療では利益が出しにくくなっています。しかも、人件費は他業種と比較されるためベースアップを続けなければならず、それに加えて最近は処遇改善交付金として一部の医療介護職種限定の人件費補給が行われるため、他職種とのバランスを取るためには全職種のベースアップが必要になります。資格を持つ医療従事者は転職が容易なため世間相場以下の給与では定着しません。

　このように八方ふさがりに近い病院経営を改善させるために、ブランディングを強化し、自費部門の収入増加を狙う病院もあります。しかし、われわれ伯鳳会グループは「平等医療・平等介護」が経営理念であるため、その方針は取りません。あくまでも病院の医療提供体制を充実させ、地域シェアを向上させ、規模を拡大し効率性を上げる。すなわちトップラインを伸ばすことで収益性を確保する方針を取っています。

　医療や介護は自ら需要をつくり出すことができない業界なので、われわれはゼロサムゲームに生きています。社会の常とはいえ世の中は厳しい。われわれ伯鳳会グループが存続し、医療を守り、雇用を守っていくためには正しい戦略を立て、良い戦術で戦略を成功に導くことはもちろんですが、

日々の目配り、気配りを忘れず繊細な経営を持続することです。

　病院は利益率が低く、イノベーションが少なく、大きな業態転換も起こりません。目の前の10円玉を丁寧に拾っていくことが病院経営の第一であると常日頃より職員には発信しています。

⑤減価償却費を考える

　一般管理費の中の次に注目すべき項目は減価償却費です。減価償却費は、私が経営を始めたばかりのころは謎の数字でした。経費計上されているのに現金としては出ていかないからです。言うまでもなく、減価償却費とは、過去に購入した大型医療機械や過去に建設した建築物の価格を、その耐用年数で割って経費化したものです。

　長年の使用に耐える高額設備投資であるのに、それを購入した年にだけ巨額な経費が計上されては財務諸表で経営の経年変化が読み取りにくいということで、このようなルールになっているそうです。

　設備ごとの耐用年数は法定耐用年数として公式に決まっており、CT装置は6年、陽子線装置は10年、コンクリートの建築物は39年などのルールがあります。償却には定額法と定率法がありますが、社会福祉法人は定率法で行うルールとなっています。医療法人は定額法、定率法のどちらを用いても構わないルールです。

　さて、減価償却費は多いほうが良いのでしょうか、それとも少ないほうが良いのでしょうか。これは多すぎても少なすぎても良くないと思います。

　減価償却費はキャッシュアウトがないにもかかわらず経費化されますから、この額が多いと経常利益が減少します。法人税は経常利益に対してかかりますから、税金は減少し、FCF（減価償却費＋税引き後利益）を押し上げます。つまり、減価償却費には節税効果があるのです。それに対し、減価償却費が少なければ経費が減少し利益が増加、税金も多額となり、FCFは良い数字となりません。

　FCFはその年度に使用できる金額を示しています。FCFからその年度

の借入金返済を除くと残りは現預金とするも良し、職員の処遇改善に使用するも良し、次の設備投資に使用するも良し、M&Aに用いるも良し、経営者の考える経営にとっての最良の方法に使用することができます。

　しかしここには落とし穴があります。減価償却費が発生する大型投資の多くは借入金で行われているという事実です。借入金は必ず金利と返済を伴いますから、設備投資による利益の増加が借入返済＋金利を上回るようでなければFCFは逆に減少してしまうのです。

　医療機械は一般に収益性を考えて導入しますから、目論見が外れなければ税引き後利益増加＞借入金返済＋金利が達成されます。しかし建築は、税引き後利益増加＜借入金返済＋金利となることが明らかでも行わなければならない場合があります。病院の耐用年数が来ている、耐震基準が満たされない、診療報酬の規則が変わり、病床や廊下を拡充しなければ競争力がなくなったなどの事態があると利益の増加が設備投資額に見合わず、税引き後利益増加＜借入金返済＋金利の事態が生じます。しかし病院はそれを乗り切らなければなりません。

　大型設備投資前には一定の内部留保、現預金の拡充を行い、設備投資に必要となる借入金の額を減らして借入金を最小限に抑えられる時期を見て行うのが正しい方法でしょう。しかし、建築を含めて大型設備投資にはタイミングというものがあり、無理をしなければならない時もあります。大型設備投資は耐用年数も長いものですから、その年数の間にトップラインを伸ばし、経営管理を厳重にし、税引き後利益増加＜借入金返済＋金利となる期間を最短として、最終的に大きな利益を上げることができるのが優れた経営者だと思います。

　経験上、急性期病院なら減価償却費は医業収入の５～10％、亜急性期・慢性期病院では３～５％あたりが妥当な数字だと考えます。過去のM&Aの経験では減価償却費がこれ以下の場合は近日中に大きな設備投資が必要であったり、設備投資をためらっているうちに設備が陳腐化し、競争力を落として収益性が悪化しているようです。

　逆に減価償却費が大きすぎる場合はいわゆる過大設備投資で、借入金返済が困難になって経営破綻が近づいている場合が多いです。逆に言えば減価償却費が標準かそれ以上であるのに資金繰りに余裕がある病院はFCFが十分にある強い経営をしている病院です。その豊富なFCFで新たな設備投資をして病院のトップラインを伸ばしたり、M&Aを行って事業を拡大するなど、好循環の経営を行うことができます。

⑥その他経費のポイントは

　一般管理費のうち、人件費と減価償却費を除いた経費を伯鳳会グループでは、「その他経費」と称しています。その他経費の項目は多岐にわたりますが、必ず押さえておかねばならないのは委託費です。経費のうち、委託費は病院で可能な仕事を漫然と外注しているため経費となっている場合があり、その場合は必ず大きな無駄があります。

　病院自身で直接行えば、それに使用する原価、直接人件費しかかかりませんが、委託すると委託先の会社の本部経費、利益が必ず載っています。外注先の本部経費、利益が病院の手間と見合うと考え外注しているのでしょうが、伯鳳会グループが過去にM&Aをしてきた病院では多くの外部委託を中止し、委託をしていた業務を内製化することにより経費を削減し、利益を増価させることができました。

　具体的に、内製化してきた委託業務は、薬剤処方、給食、清掃、医事、受付業務、院内保育所などです。

　業務を内製化した時は、それまで委託職員として派遣会社が病院に派遣していた人材の中から少なからぬ人員が病院に転職してきますが、彼らの給与、時給は上がるようです。それでも病院の経費は下がります。つまり、委託会社の本部費用と利益は相当な額になっていると思われます。

　委託していた業務を内製化することで、人員の確保などの労務管理やその業務に要する材料の仕入れなどの仕事が病院に増えますが、それには専従職員を要するほどのボリュームはないため、それによる経費増はほとん

どありません。

　一時期「選択と集中」という言葉が流行語になり、それを提唱したゼネラルエレクトリック社のジャック・ウェルチCEOがスター経営者になった時代がありました。このころに病院も「選択と集中」とばかりに病院業務の外注化が進んだように思うのですが、病院はゼネラルエレクトリック社のように優秀な人材を高給で雇用しているのでしょうか。病院の正職員と外注職員の能力差も給与差もそれほど大きいとは思いません。現在雇用している職員が病院の委託業務を行えないほど能力がない、あるいは逆にその委託業務で労働時間を取られるのがもったいないほど能力が高い、そのどちらでもないはずです。委託業務は、電子カルテ導入時のシステムエンジニアなど、期間限定で終了する仕事、弁護士や公認会計士など常時必要ではないが特殊な技能を要する仕事に限定するように努めています。

　外部委託し人件費を固定化することで、将来の経費増が回避できると考える向きもありますが、同じような仕事をする病院の中に定期昇給やベースアップの仕組みがあり、雇用が保証されている正職員と、それらのない外部委託職員の2種類の職員がいることが正常でしょうか。私はそうは思いません。同一労働同一賃金の原則があるように、どのような理屈をつけようともそれは不公平だと思います。不公平感を感じれば外注職員を含めて職員のモチベーションが上がるはずもなく、職場の人間関係が荒れる原因にならないでしょうか。

　経営は全員が同じ旗のもとに集結し、同じ目標に向かって進む時に最大の成果が上げられることは言うまでもありません。この中で一部の職員が不公平に取り扱われ、不合理なヒエラルキーが院内にあるようでは、経営成果の最大化は不可能でしょう。

　さらに、同じ経営理念を目指さない職員が院内にいては、やはり経営成果は最大化しないでしょう。

　きれいごとにすぎると言われるかもしれませんが、ストーリーがわかりやすく、合理的で人道的な経営を行うほど経営成果は上がります。病院経

営は長期にわたる仕事ですから、経営に美しさがなければ長続きはしません。

老健の給食内製化事例

　兵庫県尼崎市の介護老人保健施設はくほう（入所100人、デイサービス35人）は移転新築を機に給食を内製化しました。

　利用者からいただく食事収入は同額ですが、材料の仕入価格は若干下がり、さらに老健の食事材料には軽減税率が適用されるために、さらに経費が下がります。職員数は内製化前が12.7人、内製化後は14.6人と1.9人増加していますが、消費税が不要であること、外注会社の本部費、利益が載らなくなることから、パート職員の時給を上げてもまだ経費が下げられました。

　100人の入所定員の老健の給食を内製化することで年間650万円の経費削減、利益増が達成されました（図表1-5-3）。

　労務管理の手間は必要ですが、医療介護業界のような利益率の低い、固定比率の高い事業では、わずかの手抜きも許されないと思います。

固定費に対する考え方

　それ以外の固定費も経時的にこまめに見ていく必要があります。研修費、修繕費、水道光熱費、賃借料、備品消耗品費、地代家賃、支払手数料などです。これらの経費は常時経時変化を追い、増えた場合も減った場合もその理由が明確に説明できなければなりません。

　さらに、これらの経費の増減は経営者だけが知っていてもあまり意味が

老健はくほう			内製化前		内製化後		差異（月）	差異（年）
				消費税		消費税		
収入	食事収入（稼働100%）／月		5,344,267		5,344,267		0	0
経費	材料		2,842,174	10%	2,586,033	8%	-256,141	-3,073,692
	管理費	人件費	3,235,762	10%	2,948,570	0%	-287,192	-3,446,304
		その他経費			0			
収支			-733,669		-190,336		543,333	6,519,996

図表1-5-3　老健はくほうの給食内製化による差益

ないのです。月次決算報告会で、各部署、事業所に自身の前月の損益計算書を説明してもらいますが、その説明をするための資料作り、説明のストーリー作りを部署長が考え、異常値をつかみ、その是正を自ら考え報告することが大切です。

　先月のガスの使用量が多かった部署があったとします。それを経営者が気付いて指摘するのでは不十分です。部署長が気付き、改善方法を含めて経営会議で報告するシステムを作ることです。そうすれば次月の決算では、必ずガス使用量が減っているものです。経営者が部署別のガス使用量と削減方法をすべて把握、考案、記憶できるはずはありません。部署長がそれらを把握し、部署内に伝達し、改善策を実行する以外にガス使用量を減らす方法はありません。

　リース料も気を付けておきましょう。医療器材など物品を使用する場合、一括購入、割賦、リースのどれが有利かを経理と相談しながら考え、最良の方法を選択せねばなりません。前例踏襲で物品導入の方法を考えないようでは利益は残りません。

　支払手数料にも注目してください。ここで問題となるのは人材紹介会社への支払いです。医師、看護師、介護士などが自社の求人ツール（ホームページ、フェイスブック、インスタグラムなど）、求人広告媒体、ハローワークだけで雇用できない場合、急を要する求人などで人材紹介会社を使わざるを得ない場合があります。人材紹介会社のルートで雇用した場合、月収の数カ月分のフィーを支払わねばなりませんが、案外、紹介を受けた部署は経費として認識しておらず、安易に人材紹介会社に頼っている場合があります。部署別の損益計算書に落とし込み、経費として明確化し部署の全員が経営情報として共有することです。

　病院の収入の大半は診療報酬ですから国民の保険料、税金が投入されています。こうして得た収入を医療本来のコスト以外に費消することは良いことだとは思いません。人件費、医薬品、医材料などの医業原価、その他医業行うのに必要不可欠のコストに使用することは大いに良いことだと思

いますが、病院がある意味で楽をするための外注コスト、病院の努力不足のために発生する外注コストを営利企業に費消することは、国民皆保険制度の趣旨に合致しないと思うのです。

　さらに言えば、レセプトが電子化された現在、医療費は厚生労働省に完全に把握されており、診療報酬は病院を「生かさぬよう殺さぬよう」コントロールされていることを実感されていることと思います。つまり、病院に余分な経費を割ける余裕はそもそもないのです。委託費、支払手数料など、病院の本来業務以外のキャッシュアウトはできないのが常態と心得るべきです。

コラム

「赤穂の風雲児古城資久の急性期病院血風録」

（転載：日経ヘルスケアオンライン　2014年7月8日）

　今回のお題は「院外処方やめました」。まず院外処方に関する最近のトピックスから。

調剤薬局はそれほどもうかるの？

　昨年、兵庫県の山間地にある2つの市民病院が統廃合し、山間地のそのまた郊外に1つの病院として移転開業した。そこで院外薬局向けの土地二筆（各260m²）を市が売りに出したところ、10億円と4億2,000万円で大手調剤チェーンに落札されたそうだ。

　坪単価は10億円/260（m²）×3.3＝1270万円である。隣接する病院用地は9万m²で13億9,000万円だったそうで、坪単価は13.9億円/9万（m²）×3.3＝5万1,000円となる。病院用地が5万1,000円/坪で隣地の薬局用地が1270万円/坪とはなんと250倍である。病院は路線価と実売価格から価格決定しており、調剤薬局の土地は競争入札で

はあるが調剤薬局って病院とは比べ物にならないくらいもうかるんですねえ。以下は妄想に近い試算だが、「血風録」の題名に免じてご容赦を。

この病院の外来患者は1,000人/日を想定しているそうだ。すると処方枚数は800枚くらいかと思われる。処方箋単価はせいぜい１万円くらいだろう。土地代10億円側の調剤薬局が貰える処方箋が400枚？そこまで行くかな？外来診療日数は年間250日だから、１万円×400（枚）×250（日）＝10億円で大した売上とは思えない。一緒にドリンク剤やティッシュを売っても年商11億円が限度では。

調剤薬局の建物はお金がかかっていないから減価償却費は年間1,000万円くらいか（39年の償却で建築代金３億9,000万円）。機械設備は損金算入できるリースでいくはずだ。

建築物は償却できるが、資金の眠る土地代10億円を何年で回収するか。さらに勝手な想像だが、大手調剤チェーンは上場しているところが多く、10年くらいで回収できなければ株主の納得は得られないだろう。すると１億円のキャッシュフローが欲しい。それならば経常利益1.6億円、税引き後利益9,000万円を確保する必要がある。

経常利益率は1.6億円/11億円＝14.5％になる。土地の投資回収がいらない店舗ならこれ以下の利益率でもよいだろうが、10億円の資金をいきなり土地にブチ込むならこのくらいないと商売としては旨みがないだろう。

当然仕入れ代も、販管費も、人件費も、消費税損税もあるのにそんなに利益が出せるのだろうか。病院に比べ原価率が高く付加価値が低い調剤薬局がこれほどもうかるのだとすれば、厚労省の処方した院外処方誘導への薬が効きすぎているのでは。

調剤大手の日本調剤の2013年度の売り上げは1,650億円で社長の

役員報酬は6億8,000万円であった。売り上げ25兆7,000億円のトヨタ自動車・創業家出身社長、豊田章男氏の年棒が1億8,400万円だから調剤薬局は悪くない商売なのだろう。

院外処方は患者に評判が悪い？

今から30年余り前、薬漬け医療が医療費の高騰の原因と言われ医薬分業がスタートした。当時は薬価が高く、仕入れの割引率がよく、薬を出すほど病院がもうかっていた。半値8掛け2割引にもう1箱オマケの時代である。当時は薬クソ売と言われていた。9層に利益が乗っていることを皮肉った表現だった。その後相次ぐ薬価の引き下げと、薬剤師の求人難で医療機関は院内調剤を次々と止めていき、今では70％が院外調剤らしい。気がつくといつのまにか病院は経営困難になり、調剤薬局だけが繁栄する時代になった。

われわれ伯鳳会グループでも処方箋料が上がり、院外処方の方が一見もうかりそうになった今から16～17年ほど前に先代が院外処方に切り替えようとしたが、私が必死で止めた。なぜならわれわれ病院はサービス業だから。目先のおカネに目がくらんで、サービス低下を来たしては将来があるはずがない。患者さんにとってはワンストップサービスでコストの安い院内処方が良いに決まっている。二度手間で、時間がかかって、オマケに高い調剤薬局を患者さんが好むと考えるほうがどうかしている。

院外処方は病院での薬剤管理が不要になるという意見もあるが、病院薬剤師のコア業務を外注するなど言語道断。複数の医療機関を受診する患者の服薬管理の容易さも、患者さんがかかりつけ薬局にしか行かないという前提条件があるうえ、実は過渡的なものにすぎない。厚労省の進めるカルテ一元化が完了すれば、お金がかかると

評判の悪い「お薬手帳」によるアナログな薬剤管理は昔話になるだろう。

　われわれは事業を拡大し、薬品の取扱量を増やしバイイングパワーを上げ、問屋との価格交渉ができるように長年努力している。われわれのグループは最近M&Aで傘下とした東京を除き、すべて院内処方である。赤穂は最初から院外には出さなかったが、M&A前は院外処方だった明石も姫路も大阪もすべて院内に切り替えた。こうして伯鳳会グループの薬品購入額は年間30億円近くになり、価格交渉の上でのスケールメリットも出てきたようだ。

　大阪は2012年12月に院内処方に切り替えてから外来数が増えてきた。院内処方切り替え１年後に患者さんへのアンケートを取ったが「院内調剤が病院を選ぶ選択肢になるか」に対し「はい」が44％、「いいえ」が27％。「今後も院内調剤を望むか」については「はい」が93％、「いいえ」が５％と院内調剤継続を望む声が圧倒的であった。また患者さんの44％が病院を選択する上で院内処方であることを考慮すると答えているが、処方の様式だけでこれほどの集患インセンティブになるとは、予想以上の効果であった。

医療周辺業務しかもうからないようにできている

　薬剤に限らず、われわれはグループ内の業務はできるだけ内製化するようにしている。医事課も、受付業務も、給食も、駐車場管理も、送迎も、売店も、院内喫茶店も全て自前である。園芸緑化部門や警備も一部は内製化している。清掃は外注しているが、現在はグループ内の障害者就労支援施設の取り扱いを徐々に増やしている。

　なぜなら外注業者がもうけられるということは、自分でやっても

もうけられるはずだからだ。コア事業じゃないだの、「選択と集中」
だのと言ってすぐ外注に頼る病院経営者はサボッているのだ。職員
配置ができないだの労務管理が大変だのは言い訳ですな。できない
理由を探す経営者など経営者の風上にも置けぬ。楽してもうかる仕
事があるわけがない。スキなことだけ、カッコイイことだけやって
メシが食えるなら誰も苦労しない。

　足元に落ちている1円玉をかき集めて食っていくのが病院経営で
ある。なにしろ診療報酬・介護報酬の改定のたびに事業所の利益率
が調査されて、生かさぬよう殺さぬよう価格調整がなされるのがわ
れわれの業界である。つまりコア事業ではもうけられないように、
現状維持がやっとに制度設計されているのである。もうけられるの
は製薬会社、調剤薬局、医療機器会社、給食委託、リネン、オムツ、
清掃、警備、駐車場管理、医師・看護師の紹介業、銀行、ゼネコン、
etc…。このもうけられる仕事の中から、できるだけ自分でできる
ことを増やしていくしかないのだ。

　地べたをはいずり回って、泥水をすすりながらもうけを増やし、
もうけることで金融機関の信頼を得て、そのカネで事業を拡大して
いく。そしてわれわれの経営理念である「平等医療」を実践・拡大
し、社会を幸福にし、自分たちも幸福をつかむ。

　これが伯鳳会グループの経営であり、私の経営だ。スマートじゃ
ない、カッコ悪いことをいとわないのがわれわれの最大の強みである。

（原文ママ）

2）貸借対照表（B/S）はどこを見るか

　貸借対照表（B/S）は、損益計算書（P/L）と比較して理解することが
難しいと思います。見慣れない単語がたくさん出てきます。しかし、金融

機関などが財務諸表で最も重視するのは貸借対照表のようです。私もまだよくはわかっていないのですが、つまりは貸借対照表は損益計算書より重要な指標だということでしょう。

　損益計算書がある期間の経営状態を表すのに対し、貸借対照表は長年の経営の積み重ねで作られています。私のような二代目経営者や、他人の経営していた病院をM&Aで引き継ぐことの多い経営者は、過去のことを言われても……と言いたいところですが、じっと貸借対照表を見ていると病院の性格、経営者の人格がにじみ出てくるようで面白さも感じます。

　若手病院経営者も早く貸借対照表に慣れて経営を楽しんでほしいと思います。

①現預金はいくら必要か

　貸借対照表（B/S）では、流動比率（流動資産/流動負債）がよく問題にされますが、まずは、私が重視する現預金の額について考えます。

　流動資産は現金化が容易な資産ですが、経営状態が悪化した際であっても実際に「容易」であるかどうかはわかりません。

　私が経営者になった時期、伯鳳会は経営状態が極めて悪く、その内情が一部で赤穂市内のうわさになっていました。中には赤穂中央病院はすでに某パチンコ業者に買収されたというものまでありました。

　病院で使用する各種車両の整備や車検を長年お願いしていた自動車修理工場からは現金取引を求められたこともありました。経営が厳しい時は現金化が容易とされる流動資産といえどもあてになりません。あてになるのは現預金だけです。

　伯鳳会グループでは経験していませんが、銀行からは預金であっても負債に対応する「にらみ預金」とみなされ、担保に入っていないにもかかわらず、引き出しを拒まれる場合もあるようです。もし、引き出しを拒まれ、このままでは倒産だとなれば私だったら窓口で押し問答をするでしょう。まさか実力行使はできませんから、揉めているうちに支払日が来て、病院

は倒産するのでしょう。銀行は一部から非難されますが、病院が倒産して
も全損はせず、預金の部分だけは保全できるでしょう。つまり、経営困難
な状況になれば預金をおろさせるか否かは、銀行の腹一つなのです。

　超低金利時代なら、金庫に現金として置いておくのが本当はよいのかも
しれません。実際問題としてさすがに金庫に現金を置いておけとは言いま
せんが、最低でも普通預金で持っておくべきです。解約を求めた場合、定
期預金だと普通預金以上に銀行に言を左右にされ、預金を拘束され、支払
期日に間に合わない事態が起きないか心配です。倒産寸前とは経営の異常
事態です。いわば戦争末期の状態では、どちらが正しいと言い立てても意
味がありません。敗れたほうは塵埃に化し、ほどなくして忘れ去られるだ
けです。生き残ったほうが正しいのです。

　さて、一般に月商２カ月分の現預金を持つべきだと言われます。これだ
けあれば日常の支払い以外にも風水害や医療事故のような不測の事態に
も、ひとまず対応できると思います。しかし、経営悪化を引き起こす大き
な問題が予測し得る場合は、何を置いても現預金の確保が大切です。2020
年春のコロナ感染症勃発時に伯鳳会グループは、いち早く運転資金の借り
入れを行いました。2020年４月の経営状況が１年間続いても、１年後に２
カ月分の現預金が確保できるように借り入れを起こしました。

　2020年４月時点の伯鳳会グループの現預金は128億円でしたが、市中銀
行から32億円の運転資金の借り入れを起こしたのです。その後、福祉医療
機構から無担保・金利ゼロのコロナ運転資金の貸し付けが始まったため、
われわれの借り入れは結果的には早すぎたのですが、遅すぎるよりは断然
良かったと思います。

　しかし、コロナ感染症は真摯に対応すればするほど補助金をいただけた
ため、伯鳳会グループは2020年度、2021年度と２年続けて過去最高収入、
最高利益を実現し、コロナ運転資金は１円も使われないままになっている
のですが、その経営判断が間違っていたとは思いません。

　さて、コロナ運転資金のように１年後から３年後に一括返済が決まって

いる額を現預金から除くと、やはり2カ月程度の運転資金を確保しておく必要があると思います。伯鳳会グループは、過去2年間決算が良かったため、やや現預金がだぶついてきました。そこで、複数並行して行っている建築行事の支払いに現預金を充当することで、現預金の適正化を図っています。

30億円の建築をする場合、予定では自己資金5億円、借り入れ25億円だったものを、自己資金10億円、借り入れ20億円として自己資金を5億円多めにし、現預金を減らすという作戦をとっています。

現預金は多ければ多いほど良いという意見もあります。危機に直面した場合はそのとおりだと思いますが、平常時には現預金がありすぎるのは問題になると思います。

現預金とは何でしょうか。それは使わなければただの紙切れ、ただの数字にすぎません。現預金を建築や医療機械、M&Aに使用すれば、そのお金は事業を拡大再生産させさらなる収入、利益を生みます。現預金は危機管理と通常の支払いに充てる部分以外は事業の拡大再生産のために建物、医療機械、ソフトウェアなどのモノに変えるべきです。

ある生命保険会社の調査によれば、日本人は亡くなる時に平均2,000万円もの金融資産を持っているそうです。事業の場合は、廃業時には1円も金融資産を持っている必要はないのですから、現預金に関する考え方は個人とは全く違うのです。貸し倒れのリスクが極めて小さい業種である医療介護業界なら、さらにそうだと思います。

ROE（税引き後利益/自己資本）については後述しますが、ROEは5％あれば良好です。例えば、危機管理用の資金と日常の支払いに問題がない場合、10億円の設備投資をして税引き後利益5,000万円が見込めるなら、その投資は実行されるべきです。10億円を放置しておくと利益増はゼロ、ROEもゼロです。

かつて阪神タイガースの親会社である阪神電鉄が村上ファンドと経営権争奪戦を繰り広げ、ついにはライバル企業の阪急電鉄に吸収合併されるこ

とで存命したことがありました。村上ファンドの主張は、「阪神電鉄は遊休資産を有効活用しておらず、利益を上げることができていない。株主の利益を毀損している」というものでした。

　医療法人は上場企業ではないのでこのように外部から増益圧力を受けることはありませんが、自病院の経済活動が社会的に妥当であるか、合理的であるかどうかは常に考えておく必要があると思います。

　現預金を必要以上に持っている医療法人は、後継者がいて病院を相続させるための相続税に充てようとしているのかもしれません。しかし、伯鳳会グループは医療法人伯鳳会を認定医療法人とし、玄武会、大阪暁明館、あそか会は社会福祉法人です。相続税の必要な医療法人は五葉会と積仁会だけとなり、その売り上げはグループの売り上げ546億円の６％にすぎません。

　医療法人は上場できませんので、配当がありません。しかし、事業規模が拡大し、その事業が好調なら相続税の算定基準となる持分のキャピタルゲインは上がっていきます。したがって事業規模を拡大し、利益規模を拡大するほど、相続は困難になります。つまり、良い経営を行えば行うほど、医療による社会貢献が大きくなれば大きくなるほど、相続ができなくなるのが医療法人制度なのです。給与と退職金で相続可能な範囲に事業を限定し、家業として医療をやるのか、私有財産を放棄し事業拡大に邁進するのか、経営者はどこかの時点で腹を決めるほかありません。私は後者を選びました。

②自己資本比率を考える

　経営者になった当初、B/Sに関して言われたことは自己資本比率20％以上が病院の健全性の第一歩であるということでした。後日知ったのですが、医療法人の開設認可を受けるためには、設立時の自己資本比率が20％以上であることが条件であるため、この20％という数値が一つの指標として定着したのだと思います。

　経営の健全性というとすぐに自己資本比率の話が出てくるのですが、それほど単純にはいかないのが現実です。

　少し古いのですが、厚生労働省がまとめた2002年度病院経営指標（医療法人病院の決算分析）からは、いくつかのことがわかります（図表1-5-4）。

　黒字病院は総じて赤字病院より自己資本比率が高いようです。黒字の場合は余剰利益金が生まれますから、これが積み上げられると自己資本比率が上がっていくのは当然でしょう。

　この2002年の病院経営指標をさらに見ると、自己資本比率20％以上を維持することは概ね正しいと思われます。しかし、自己資本比率の数値を上げる経営を心掛けていれば自ずと黒字体質になるというわけではありません。自己資本の額を上げるには余剰利益を積み上げるしかありませんが、自己資本比率を高めるには総資本を圧縮することでもそれが可能だからです。

　B/Sの勉強をする時に最初に目につくのは自己資本比率なので、医療経営者はこの値に注目しがちです。自己資本比率は一定の評価基準として価値がありますし、経営者として無視してはいけませんが、この値を過大評価することも過小評価することも実は間違っています。

　2022年３月末の伯鳳会グループ各法人の自己資本比率と経常利益率を比較してみます（図表1-5-5）。伯鳳会、五葉会、積仁会は医療法人、玄武会、大阪暁明館、あそか会は社会福祉法人、CMS（セントラルメディカルサービス）は有限会社です。

　玄武会とCMSを除く５法人が病院事業を主たる業とする法人ですが、

	全体	黒字病院	赤字病院
一般病院	32.1%	34.1%	25.3%
療養型（老人）病院	37.2%	40.5%	13.0%
精神病院	46.8%	48.2%	40.3%

図表1-5-4　医療法人の自己資本比率の状況について

https://www.mhlw.go.jp/topics/bukyoku/isei/igyou/igyoukeiei/kentoukai/8kai/10.pdf

単位：千円	伯鳳会	五葉会	積仁会	玄武会	大阪暁明館	あそか会	CMS	合計
総資産	50,550,637	4,060,268	2,715,882	4,735,389	11,710,280	15,033,203	372,415	89,178,074
自己資本	15,851,258	499,596	1,296,255	2,608,308	5,609,494	6,007,852	350,878	32,223,642
自己資本比率	31.36%	12.30%	47.73%	55.08%	47.90%	39.96%	94.22%	36.13%
総収入	28,805,333	1,291,770	2,926,412	803,422	11,606,654	9,048,369	144,543	54,626,503
経常利益	1,763,249	58,191	701,916	76,321	1,713,968	1,522,042	40,805	5,885,493
経常利益率	6.12%	4.50%	23.99%	9.50%	14.77%	16.82%	28.23%	10.77%

図表1-5-5　伯鳳会グループ各法人の自己資本比率と経常利益率

経常利益率、FCF額は言うまでもなく自己資本比率のとおりには並びません。相関関係は薄いと言ってよいでしょう。自己資本比率は過去の経営の積み重ねであり、経常利益率は単年度の経営ですから不思議はないのですが、経営指標はこれだけを見ていればよいという指標はないのです。損益計算書と貸借対照表のいくつかの数値を組み合わせ、総合的に判断するほかありません。

③流動比率と固定長期適合率を適正に保つ

さて、少し話が難しくなります。流動比率は短期的な支払い能力を測る指標で、流動比率＝流動資産÷流動負債×100で表されます。現金化が容易な資産と1年以内に返済しなければならない負債の比率を見ることで短期的な財務の安定性が測れます。この指標が120％以上であれば短期的な財務の安定性は高いと言えます。200％を超えると優秀と評されます。

固定長期適合率は固定資産が安定した資金で賄えているかを表し、企業の財務状況の中長期的な安定を判断する指標といわれ、固定長期適合率（％）＝固定資産÷（固定負債＋自己資本）×100で表されます。

この指標は固定資産が適切な方法で取得されているか否かの目安となります。安全性だけを考えれば固定資産を自己資本だけで調達されているのがベストです。しかしそれが達成できない場合は、安定的な借り入れである固定負債との合計額以下で固定資産が取得できていることが大切です。

この値が100％を超えると中長期的財務が不安定と言えます。

　このケースを紹介します（図表1-5-6）。A病院とB病院の貸借対照表（単位：千円）です。

　A病院とB病院はどちらも総資産が60億円の病院で、自己資本はどちらも５億円、流動資産は５億円、現預金も４億円と、いずれも同じです。固

A病院（単位：千円）

資産		負債	
流動資産	500,000	**流動負債**	2,000,000
現預金	400,000	短期借入金	1,800,000
その他流動資産	100,000	その他流動負債	200,000
		固定負債	3,500,000
固定資産	5,500,000	長期借入金	3,500,000
土地	2,000,000	**純資産**	500,000
建物	3,000,000	資本金	50,000
その他固定資産	500,000	利益余剰金	450,000
合計	6,000,000	**合計**	6,000,000

B病院（単位：千円）

資産		負債	
流動資産	500,000	**流動負債**	500,000
現預金	400,000	短期借入金	300,000
その他流動資産	100,000	その他流動負債	200,000
		固定負債	5,500,000
固定資産	5,500,000	長期借入金	5,500,000
土地	2,000,000	**純資産**	500,000
建物	3,000,000	資本金	50,000
その他固定資産	500,000	利益余剰金	450,000
合計	6,000,000	**合計**	6,000,000

図表1-5-6　貸借対照表の２ケース

定資産の額と内容も同じです。

　この規模の病院であれば年間総収入は60億円程度、月商は５億円程度でしょう。それに対しA病院、B病院、ともに現預金が４億円しかありませんから、資金繰りはかなり苦しいはずです。自己資本比率（純資産５億円÷総資産60億円）もA病院、B病院ともに8.3％しかありませんから、借り入れに依存した病院であることがわかります。

　A病院、B病院の損益計算書も同様で、総収入60億円程度、減価償却費2.5億円程度、税引き後利益は5,000万円程度で、フリーキャッシュフロー（FCF）が３億円とします。

　この病院で働いている職員の肌感覚ではA病院、B病院の経営状態は同じように感じるはずです。外来数も病棟稼働率も手術数も救急車台数も同じだからです。

　しかし、実はA病院の経営は綱渡りで、B病院はまだ安全です。それは、借入金が同額でも、その借り方、返済年数が違うからです。

　A病院は返済限度額＝FCF３億円に対し年間返済額（＝短期借入金）が18億円にも上ります。したがって、A病院の資金繰りをつけるためには毎年15億円を借りて18億円を返さなければなりません。お金を返すためにお金を借りる、自転車操業状態です。それに対し、B病院はFCF３億円と年間返済額３億円が同額なので、借入金を返すための借り入れは不要です。

A病院
流動比率＝流動資産５億円÷流動負債20億円×100＝25％
固定長期適合率＝固定資産55億円÷（固定負債35億円＋純資産５億円）×100＝137.5％

B病院
流動比率＝流動資産５億円÷流動負債５億円×100＝100％
固定長期適合率＝固定資産55億円÷（固定負債55億円＋純資産５億円）×

100＝91.7％

　このように流動比率、固定長期適合率を使うと、財務の安全性がわかります。このように計算をしなくても、「月商の2カ月分の現預金を持つ、不良在庫を持たない」「長期借入金の返済をFCFの範囲内に抑える」を遵守すれば、自ずとこの2つの数値は良くなっていきます。

　A病院は15億円を借りて18億円を返すというスキームが順調に進んでいるなら資金繰りに詰まることはありません。しかし、15億円が毎年借りられるでしょうか。A病院、B病院は総収入60億円に対し税引き後利益が5,000万円ですから、経常利益は1億円程度、経常利益率1.7％ですから、それほど良い損益計算書とは言えません。この程度の黒字幅なら少し状況が悪くなると赤字転落もあり得ます。

　赤字になった病院に銀行は15億円の追い貸しをしてくれるでしょうか。病院が倒産するとA病院は固定負債の35億円も返済できなくなりますから、延命の目途があるなら銀行は追い貸しに応じるでしょう。しかし、2年連続の赤字決算になった場合は追い貸しの稟議を書くのは難しくなるそうです。また、貸倒引当金を積む必要が出た場合は、その引当金は銀行の経費になりますから、貸出金利が上昇します。

　もし、追い貸しに銀行が応じてくれなければ、年間18億円もの返済額のあるA病院は頓死します。金融機関は追い貸しして延命させて、最終的に長期借入金が返済されれば問題は起きないわけですが、銀行は半期ごとの決算がありますし、担当行員の人事考課もあります。やはり、期ごとの決算を軽視して経営を継続することはできません。

　少し話が本題からはずれますが、A病院のその後の経過を予想してみましょう。メガバンクは系列の地銀を持っていますから、こちらに債権を肩代わりさせ自行は逃げることもあります。これら肩代わりを押し付けられた地銀は独立系の地方名門地銀ではないので金利は高く、貸し出し姿勢も不安定です。それでも肩代わりしてくれる銀行があればよいのですが、難

しい場合は診療報酬の債権化、ノンバンクからの借り入れを模索しながらの出入り業者への支払い遅延交渉をしなければならないでしょう。

　それどころか出入り業者からの資金注入を受けて経営権を譲り渡す、ファンドマネーを受け一時的にファンドが経営権を持つなどして、A病院は転落していきます。ファンドは病院事業で長期間利益を出す仕事ではありませんから、短期間のハンズオンのあと、他の病院事業者にプレミアムを付けて売却します。A病院に事業価値があればあまり筋の良くない資金で延命しながらM&Aとなります。A病院の債権が圧縮され事業価値が出てくるようなら民事再生法、会社更生法に進み、スポンサーとなる病院にM&Aをしてもらうチャンスがあります。

　債権を圧縮しても事業価値が乏しければ、A病院はそのまま倒産します。

　さて本題に戻りますが、このようにA病院、B病院の損益計算書が同じ、貸借対照表も総資産と純資産が同じでも、借入金の借り方によって財務の安定性が大きく異なるのです。

　なぜこのような事態が起こるのでしょうか。それは設備資金を長期で借り入れる時に返済期間を短くしすぎて年間返済金額が多いため、年間返済金額＞FCFが起こってしまったからです。

　計画当初は、返済金額＜FCFを目論んではいたのでしょうが、事業が軌道に乗り切らなかった、計画が甘かったということです。

　長期資金の返済ができなくなった場合、返済できない額の短期借り入れを起こし、事業が軌道に乗り、長期借入金の返済が可能になるのを待とうとするわけです。しかし、いつまでも長期借入金年間返済額＞FCFが続いてしまうと、追い貸しの短期借入金が膨れ上がり、A病院のような貸借対照表になってしまうのです。

　流動比率と固定長期適合率に注目し、それぞれ120％以上、100％以下に保つ重要性がおわかりいただけたでしょうか。

　A病院のような馬鹿げたことが起こるはずがないと思われるでしょうが、病院にはまれにこのようなことが起こります。病院の理事長は法律で

医師職にほぼ限定されていますから、財務の勉強をしたことのある人はまずいません。

　病院の財務程度なら小学校5年生までの算数で事足りるのですが、それすら無視する人がいます。医学部の入試では難しい数学の問題を解いて合格したのでしょうが、数字の末尾に円がつくと拒否感をおぼえる人がいるのです。

　患者が外来に溢れている、病棟は満床だ、今週も手術が目白押しだと日常診療が多忙なら病院の経営は心配ないと思っている病院理事長が少数いるのです。一般にこの種の理事長は経費管理もルーズです。院内に少々金銭的な事故が起きていても気がつきません。長期借入金の返済が滞るなら、短期運転資金を借りて賄えばよいと安易な手段に走っていると、気がついた時には進退窮まっていることがあるのです。

　いずれにせよ、流動資産＞流動負債、かつ固定資産＞固定負債の経営が第一歩だと思います。こうしておけばいわゆる担保割れが起きていませんので金融機関とも良好な関係、正常な取引が継続できるはずです。

　なお、A病院のようなB/Sを作ってしまう経営者は、高度経済成長時代に経営を始めた医師が多いように感じます。当時は、金利こそ高かったものの、借入金の実質的インパクトは経済成長、診療報酬上昇によってマスキングされてしまったからです。20億円借りたつもりが、診療報酬、物価の急上昇で10億円のインパクトしか持たないという事象がかつてはあったそうです。

　私は経営者になってたかだか24年のキャリアしかありません。すなわち、失われた30年の始まりより後に経営を始めましたから、物価は上がらないもの、診療報酬は上がらないもの、そして金利も上がらないものとして経営してきました。したがって、A病院のようなB/Sを作ってしまうことはないと思います。

　しかし、近い将来物価上昇、診療報酬上昇、金利上昇の局面が来る気配があります。そうなると私の常識、経営感覚はもう一度再構築する必要に

迫られると思います。

　ここで種明かしをいたしましょう。細かい数字は違いますがA病院は1998年、父の病気のため、私が経営を始めた年の赤穂中央病院のB/Sを模したものです。B病院は長短借入金を整理し、長期化に成功した2001年の赤穂中央病院のB/Sを模したものです。

　この3年後、さらに経営改善の進んだ赤穂中央病院は2004年、日本経済新聞の病院経営充実度ランキングで京都の洛和会音羽病院に次ぐ全国二位にランクインしました。

④ROE、ROAをチェックする

　良い経営とは何かを改めて考えてみましょう。多くの切り口があると思いますが、一つは経営の安全性が高いこと、もう一つは効率性が良いことと言えるのではないでしょうか。

　安全性が高く効率性が良い経営がBESTなのですが、この両者は二者択一の関係となる場合が多く、両立させることは容易とは言えません。安全性を高めるには自己資本比率を向上させ、流動資産を積み上げ、無収入になっても長期間職員給与を賄え、病院を維持できる現預金をため込むことでしょう。流動資産で流動負債と固定負債が賄える、実質無借金経営を目指すのも結構なことかもしれません。しかし、これらは資産に対してどれだけの利益を上げているのかという効率性の指標が抜け落ちています。効率性を無視することは燃費の悪い鈍重な車や、脂肪を貯め込んだ動きの悪い肥満体の人間（私のことですが）をイメージしてしまいます。

　経営を考える時には、総資産が利益をどれだけ生み出しているのか、自己資本が利益をどれだけ生み出しているのかを無視することは間違いだと思います。

　2021年度の伯鳳会グループのROA（総資産利益率＝当期純利益/総資産）は5.20％、ROE（自己資本利益率＝当期純利益/自己資本）は14.38％です。

どちらも悪くはありませんが素晴らしく良いわけではないです。2018年度の日本の上場企業の平均ROAは3.9％、ROEは9.4％であり、ヨーロッパは同年のROAが4.2％、ROEが11.9％、アメリカはROAが6.2％、ROEが18.4％だそうです。したがって伯鳳会グループのROA、ROEは日本、ヨーロッパの平均的上場企業よりは少し良く、アメリカのそれよりは劣るという水準でしょうか（図表1-5-7）。

　医療や介護は収入に比べて建物や医療機械の設備投資が大きいため、ROA、ROEを上げることは難しいわけですが、投資効率を無視して経営を進めることは健全ではないと思います。われわれ病院は上場企業ではないのでROAやROEを身近に感じることはありませんが、上場企業で株主から投資を受けている経営者にとっては、あるいはその会社に投資する投資家にとっては極めて重要視される数値なのです。いずれの指標も資本が利益を生み出す元手として有効に活用されているかを示しているものでしょう。

　ROE、ROAの指標が低いことは、病院のダイナミズムが失われていることでもあると思います。ROAが高いほうが良いことは誰も異論はないでしょう。ROEは病院事業に関しては議論の分かれるところかもしれません。配当という仕組みのない病院は、開業後は他者から出資を募ることありませんから、自己資本は資本金＋利益余剰金になります。現状のROEをさらに高めようとすると既存の資産だけでは不十分なことが多く、利益を増額するためには借り入れをして事業の拡大、新規事業に乗り出すことになります。この借入金で事業拡大、利益拡大を図ることを実業の世界ではレバレッ

		伯鳳会	あそか会	CMS	玄武会	大阪暁明館	五葉会	積仁会	伯鳳会グループ
A	純資産	15,121,600,318	4,234,929,536	324,408,326	1,642,243,988	3,913,218,551	461,453,799	784,397,110	26,482,251,628
C	使用総資本	51,450,431,809	12,283,036,515	332,687,048	3,120,866,731	10,292,663,647	2,604,193,239	2,311,651,525	82,395,530,514
K	当期利益	1,208,834,424	1,028,539,288	42,857,560	104,963,631	779,196,893	99,456,308	340,609,788	3,604,457,892

		伯鳳会	あそか会	CMS	玄武会	暁明館	五葉会	積仁会	伯鳳会グループ
ROA	K／C	2.35	8.37	12.88	3.36	7.57	3.82	14.73	4.37
ROE	K／A	7.99	24.29	13.21	6.39	19.91	21.55	43.42	13.61

図表1-5-7　伯鳳会グループのROAとROE

ジをかける（Lever＝テコ）というそうです。「ROEは向上したが自己資本
比率は低下した」という事象を良しとするか否かはケースバイケースであ
ると同時に、経営者の嗜好が大いにかかわっているのです。

　私は、自己資本比率＞＞20％、借入金の年間返済額＜＜FCF、現預金
＞月商×2、流動資産＞流動負債×1.2、固定長期適合率＜100％など基本
的な安全性が保たれている範囲なら、積極的に借り入れを起こし、事業の
拡大、利益の拡大を狙うことが正しいと考えます。プロの経営者なら、他
人のカネで儲けなければ一人前ではないと思います。安全性を確認しつつ、
他人資本で前向きな投資に挑むことが経営者の社会的責任を最大限に果た
すことではないでしょうか。社会で高く評価される経営者は、皆欲の深い
人ばかりです。現状維持に甘んじる小市民的な嗜好の方は病院経営者には
不向きだと私は思います。

⑤負債総額と売り上げのバランスは

　医療関係者の間では「年商を上回る負債がある病院は危険」と言われま
す。病院は診療報酬という公定価格で収入が決定されます。そのうえ、診
療報酬は病院が潰れないように、また大儲けもできないように2年ごとに
調整されます。よく言われる「病院は生かさぬよう殺さぬよう」戦略です。
厚生労働省は病院の診療行為・内容、経営データを収集しているため、ど
の種別の病院が稼いでいるか、どの分野の利益率が良いかを常時ウォッチ
しており、モグラ叩きのように診療報酬を調整します。また、厚生労働省
が伸ばしたいと思う分野の診療報酬には手厚く、縮小したいと思う分野は
削る作業もします。拡大したい分野の医療提供量が予定に達した場合は利
益がほとんど出ないように再調整する「梯子外し」も診療報酬改定ごとに
行われます。これに圧力団体の力や、政党や政治家の選挙の得票数などが
影響し、最終的な診療報酬が決まるのです。結果的に、厚生労働省の細か
な采配の結果、病院はほとんど利益が出ないように診療報酬は調整されて
いくのです。

　病院業界においては経常利益率が３％もあれば優良病院でしょう。経常利益率３％であれば、税引き後利益（総収入の２％）に減価償却費（総収入の３％とします）を加えたフリーキャッシュフローも総収入の５％、すなわち総収入の20分の１ほど出れば、そう悪い病院ではありません。FCFが借入金返済の限度額になりますから、借入総額が年間総収入と同程度となれば、借入金の平均償還年数が20年以上でなければ資金繰りがつきません。それ以下の償還年数なら借金返済のために借り入れを起こす自転車操業が始まります。借入の中には最近長期で借りたもの、すでに償還期間がかなり過ぎたもの、運転資金として半年、もしくは１年で借り入れたものが混在しているでしょうから、平均償還年数は10年程度が普通ではないでしょうか。それならばFCFは総収入の10％が必要となり、借入総額＝年間総収入はすでにかなり厳しい借入額であることがわかります。

　2021年度の伯鳳会グループ各法人のFCF、負債総額、長期借入残高を比較して考察してみます（図表1-5-8）。FCF率という指標は、一般的な経営指標の中にはないのですが、財務の健全性をチェックする観点からは負債の償還年数が重要であるため独自に作ってみました。

　負債総額/FCFと長期借入金残高/FCFのどちらの指標が重要でしょう

単位：千円	伯鳳会	五葉会	積仁会	玄武会	大阪暁明館	あそか会	CMS	合計
総収入	28,805,333	1,291,770	2,926,412	803,422	11,606,654	9,048,369	144,543	54,626,503
減価償却費	2,660,574	63,483	59,118	71,042	388,857	436,764	26,791	3,706,629
経常利益	1,175,491	58,191	701,916	76,321	1,713,968	1,522,042	40,805	5,288,734
税引き後利益	729,658	38,142	511,858	76,321	1,730,046	1,522,042	26,470	4,634,537
FCF	3,390,232	101,625	570,976	147,363	2,118,903	1,958,806	53,261	8,341,166
経常利益率	4.08%	4.50%	23.99%	9.50%	14.77%	16.82%	28.23%	9.68%
FCF率	11.77%	7.87%	19.51%	18.34%	18.26%	21.65%	36.85%	15.27%
負債総額①	34,699,379	3,506,672	1,419,672	2,127,081	6,100,786	9,025,351	13,258	56,892,199
長期借入金②	25,479,910	3,197,688	891,430	2,012,456	3,758,637	4,257,794	0	39,597,915
①/FCF	10.24	34.51	2.49	14.43	2.88	4.61	0.25	6.82
②/FCF	7.52	31.47	1.56	13.66	1.77	2.17	0.00	4.75

図表1-5-8　2021年度の伯鳳会グループ各法人の経営指標

か。流動比率（流動資産/流動負債）が１を超えており、固定長期適合率（固定資産/（固定負債＋自己資本））が１を下回っている、すなわち資産を適切な方法で取得しているのなら、長期借入金残高/FCFのほうが財務の健全性をよく反映していると思います。

　法人ごとの経営指標を一覧にしてみると、どの法人は財務が強い、どこが弱いのか。どの法人が過剰投資でどこが投資不足か、一目瞭然です。

　そのように見ると、五葉会（兵庫県姫路市　2016年グループ化）は、危機的な状況です。

　現状のFCFでは、長期借入金の返済に32年も要してしまいます。五葉会は病院を移転新築（城南病院）したばかりで、巨額の長期借入を起こしました。病院の移転は2022年１月で、一覧表の作成まで３カ月のみの営業であり、本来出せるFCFには到達していません。

　借り入れはWAMを使い30年返済としていますが、健全性を取り戻すには長期借入金残高/FCF＜15を目指さねばならないと思います。なぜ15年未満を目指すかというと、五葉会には老朽化した老健施設（72床）があり、数年以内にこちらも新築したいと考えているからです。

　長期借入金残高/FCF＜15のためには、FCFが２億円余り必要です。2021年度の減価償却費には新病院の減価償却は３カ月分しか入っていませんので、年間の減価償却費は２億円弱と思われます。すると、税引き後利益は数千万円、経常利益は１億円程度必要です。2021年末の経常利益では、減価償却費を年間を通じて費用化すると１億円以上の赤字決算になるでしょう。これを経常利益１億円とするためには、２億円程度の経常利益増加が必要になります。であれば、総収入をあと３億円ほど伸ばす必要があるのです。

　実際は13億円に満たない法人の収入を16億円に伸ばすのはかなり困難だと思います。五葉会の老健施設の建て替えは、老健施設を伯鳳会など他法人に事業譲渡して建て替えるか、五葉会全体を伯鳳会に吸収して行うほかないかもしれません。

　一方、設備投資不足が明らかなのは積仁会(埼玉県日高市　2019年グループ化）です。29億円を超える総収入に対して減価償却費が６千万円しかなく、設備の老朽化が顕著です。長期借入金は９億円にすぎず、長期借入金/FCFは1.56年にすぎません。

　積仁会は病院の経営状態が悪く、２度にわたって転売され、結果的にわれわれのグループに入った病院です。しかし、２年もしないうちに超優良病院に変わりました。

　病院は本館、西館、東館の３棟よりなっていますが、現在29億円の投資を行い、本館新築を行っています。財務状況から見ると、さらに投資可能と思われ、本館新築後に予定どおりの収益が上がるようであれば西館の新築をしたいと考えています。

　大阪暁明館（大阪市此花区　2010年グループ化）は、グループ化した時点では３億円の債務超過で大幅な赤字が継続しており、実質倒産状態の病院でした。M&A３年余り後に新築移転を果たし大型設備投資も終了、その後も経営状態は順調に推移し、2021年には経常利益率14.77％、FCF率18.26％、長期借入金残高/FCF＝1.77年と、グループ内で最も良好な経営成績となりました。現在（2022年）、20億円をかけて透析クリニックなどを移転新築中です。一定額の借り入れを行いますが、実際は借入金が不要なほどのキャッシュがあります。この状態になると最新医療機械やソフトウェアに投資することはいとも容易となります。

資産と負債のバランス

　総収入と負債総額のバランスですが、2022年現在、伯鳳会グループの総負債は569億円で総収入の546億円を上回っています。長期借入金残高も396億円で総収入の７割を超える額です。この数値だけを見ると借入過多が懸念されます。しかし、伯鳳会グループのFCFは83億円と同規模の医療グループとしてはかなり多いため、負債総額/FCFは6.82年、長期借入金残高/FCFは4.75年であり、安全性はよく保たれています。

　今後FCF額を伸ばすことができるなら、さらに長期借入金を起こして新規設備投資やM&Aを行うこともできますし、設備投資を抑えて返済を進め、負債総額/FCFをさらに短期間として財務のさらなる安定性を図ることもできます。どこにベストバランスがあるのかを日々考え、実行することが経営者の仕事です。

　ここまで、P/L、B/Sをどのように見ながら経営計画・投資計画を立てているかの一端を紹介いたしました。

　医師職経営者は経営数値を見るのが苦手、もしくは苦痛と言われる方がいます。しかし、経営戦略を考えるうえで財務諸表を使いこなすための数学は小学校5年生までの加減乗除で十分で、数学ですらなく算数です。少し慣れれば誰でもできるのです。

　経営数値、特に財務諸表を見るのは実は面白いと私は感じます。良い数字が出ていれば次の投資計画を立て、悪い数値が出ていれば経営の引き締めを図ります。病床稼働率や日当点、外来患者数や救急車台数はもちろん大切ですが、それら各論がなぜ達成されなければならないのか、その根拠を与えるのが財務諸表です。医師職経営者の方々は是非、財務諸表に親しみ、数字を楽しむ習慣を持ってください。

　財務諸表が読みこなせない経営者は地図の読めない運転手、天気図の読めない登山家のようなものです。決して大きな成功をつかめないだけではなく、思わぬ事故にあうかもしれません。経営者の失敗は、サラリーマンと違って自己破産だけにはとどまりません。治療中の患者を放り出し、職員を路頭に迷わせ、協力業者や金融機関に多大な損害を与える社会悪です。そして、経営者の成功は患者に最適な治療を行い、その医療を享受する患者の数を増やします。さらに、職員を豊かにし、雇用を増やします。加えて、協力業者や金融機関にも富をもたらし、社会をさらに発展させる善の行為です。経営を良好に推移させる地図、天気図、病院羅針盤である財務諸表に興味を持ち、使いこなしましょう。

⑥資金繰り表

　もう一つ重要な財務諸表として、資金繰り表がありますが、今回その説明は成書に譲ります。収入に対して過大な設備投資にチャレンジする場合は資金繰り表が必要となりますが、経営数値の良い病院には資金繰り表は不要に近く、半期に一回は作成し、チェックをしておけば十分だと思います。しかし、経営が悪化している病院、運転資金に心配のある病院は是非、資金繰り表を作って、現預金の不足に備えてください。

　経営状態の良くない病院が急に資金不足に陥って銀行に飛び込んでも、銀行は助けません。そのような経営姿勢と能力では、遅かれ早かれ倒産するからです。しかし、きちんとした資金繰り表を作り、資金不足が表面化する前に銀行に相談すれば、運転資金を借りられる可能性はがぜん上がります。経営者の立てる経営改善計画も、期日、達成数値目標が明らかとなり精緻化されるため、達成確立が向上するはずです。金融機関は現在の経営数値だけではなく、経営者の姿勢、能力、本気度にも注目しているのです。

　医学生だった時代を思い出してください。私は日本大学医学部を卒業したのですが、毎年10％弱の学生が留年していました。留年する学生はどのような人が多かったでしょうか。頭が悪い人が留年するわけでも、勉強をしない人が留年するのでもありませんでした。危機感のない人が留年したと思います。

　経営状況が思わしくない場合は漠然と頑張っていてはだめです。資金繰り表を作り、危機感を職員と共有し、やり遂げなければならない経営数値、絶対に確保が必要な現預金を把握し、夜も寝られないほど自分と経営幹部を追い込まなければなりません。経営成績が思わしくないのに何とかなるだろうと思っているなら、もう倒産は確実です。徹底的にリアリスト、ペシミストにならなければ倒産というものは回避できないと知ってください。

3）月次決算報告会のtip to

　病院には各種の会議がありますが、私には毎月2回の重要会議があります。

　まずは、月1回の「事務長会議」です。この会議は、レセプト業務の済んだ毎月中旬に全事務長を集めてWEBで行います。普段話し合うことのない、やや長期的な目標や組織横断的な課題、事務長全員で情報を共有し、知恵を出し合うべき事案のための会議です。例えば、あそか病院増床棟はいかなる種別の病棟とするべきか、グループ内SDGs、特に環境問題の取り組みはどう進めるか、コロナクラスターに被災した○○病院はいかにしてクラスターを克服したかなどの報告、今回の診療報酬改定で運営が難しくなった地域包括ケア病棟をどうするか、などです。

　もう一つの重要会議は「月次決算報告会」です。これは各病院、各事業所の経営状況、決算状況を報告し、目標に対する進捗状況の確認と課題解決を話し合う会議です。月次決算報告会は、毎月下旬に前月の決算数値確定後に行います。赤穂、大阪で各1回、東京で2回、合計4回、出席します。

　赤穂での会議は赤穂中央病院、城南病院（姫路）、明石リハビリテーション病院、神河健康福祉の里（老健他）とその付帯施設が参加、大阪での会議ははくほう会セントラル病院（尼崎）、大阪暁明館病院（此花区）、大阪中央病院（北区）とその付帯施設が参加します。東京の会議は2回に分けて開催します。1回はあそか病院（江東区）とその付帯施設、もう1回は東京曳舟病院（墨田区）、旭ヶ丘病院（埼玉県日高市）とその付帯施設です。

　月次決算報告会は、前回月次決算報告会で上がった課題がどのように解決されたかの報告、各病院、各事業所のP/L、各法人のB/Sの発表のほか、病床種別稼働率、平均在院日数、日当点、新規入院患者数、ルート別新規入院数、手術数、全身麻酔手術数、各科外来患者数、日当点、初診数、救急車搬入台数、各種検査数、紹介数、紹介入院者数、逆紹介数etc…などが続きます。

　伯鳳会グループで少々ユニークではないかと思われる経営指標を紹介します。

①DPCホスピタルフィー/出来高比率

　伯鳳会グループ９病院のうち７病院が急性期病棟を持ち、そのうち６病院が病棟をDPCで運用しています。DPCはドクターフィーとホスピタルフィーに分かれており、ドクターフィーは行えば行うほど収入の上がる出来高払いですが、ホスピタルフィーは診断群分類別に日当点が決められており、医療行為が過剰になると医業原価がかさみ、赤字になってしまいます。

　そこで、DPC病棟で行ったホスピタルフィー内の医療行為の出来高換算を常に把握し、ホスピタルフィーとの比較を行っています。ホスピタルフィー/出来高が１を超えていればその診断群のその患者はDPCで診療したほうが利益が大きいことになります。この比率を毎月ウォッチし、どの病院も103〜105％くらいの値で推移しています。

診断群分類(コード)		手術	件数	日数	平均在院日数	総金額(円)	日当円	前年同月比	Hpフィー(円)	日当円(Hp)	前年同月比	Drフィー(円)	日当円(Dr)	前年同月比	出来高比率
1	神経系疾患	無し													
		有り	7	79	11.29	3,553,846	44,985	1.06	2,546,530	32,235	0.99	1,007,316	12,751	131.1%	120.3%
2	眼科系疾患	無し													
		有り	7	21	3.00	2,267,277	107,966		562,330	26,778		1,704,947	81,188		89.0%
3	耳鼻咽喉科系疾患	無し													
		有り	1	8	8.00	424,510	53,064	0.70	219,800	27,475	0.95	204,710	25,589	54.2%	85.9%
4	呼吸器系疾患	無し	20	240	12.00	8,868,212	36,951	0.96	7,124,080	29,684	0.94	1,744,132	7,267	106.9%	116.1%
		有り													
5	循環器系疾患	無し	6	44	7.33	2,008,997	45,659	1.10	1,560,890	35,475	1.12	448,107	10,184	104.4%	106.7%
		有り	1	9	9.00	409,207	45,467	0.89	332,730	36,970	0.88	76,477	8,497	97.7%	122.1%
6	消化器系疾患、肝胆膵・胆嚢疾患	無し	24	151	6.29	6,350,798	42,058	1.04	5,049,880	33,443	1.04	1,300,918	8,615	103.9%	101.5%
		有り	33	194	5.88	11,689,968	60,258	0.83	5,970,760	30,777	0.95	5,719,208	29,480	73.2%	104.2%
7	筋骨格系疾患	無し	1	6	6.00	245,155	40,859	0.99	159,220	26,537	0.90	85,935	14,323	121.3%	146.7%
		有り	3	55	6.30	2,427,939	44,144		1,473,710	26,795		954,229	17,350		97.9%
8	皮膚・皮下組織の疾患	無し	2	42	21.00	1,586,260	37,768	0.94	1,168,910	31,027	0.96	417,350	9,937	91.0%	118.3%
		有り	3	70	23.33	2,776,269	39,661	1.10	1,760,100	25,144	0.92	1,016,169	14,517	167.0%	118.9%
9	乳房の疾患	無し													
		有り													
10	内分泌・栄養・代謝に関する疾患	無し	7	53	7.57	1,877,410	35,423	0.89	1,596,260	30,118	0.99	281,150	5,305		110.8%
		有り	2	9	4.50	363,214	40,357	0.39	221,650	24,628	0.76	141,564	15,729	22.5%	103.7%
11	腎・尿路系疾患及び男性生殖器系疾患	無し	14	130	9.29	4,961,789	38,168	1.05	3,981,250	30,625	1.00	980,539	7,543	126.3%	104.4%
		有り	2	10	5.00	367,806	36,781	0.62	243,980	24,398	0.91	123,826	12,383	38.2%	84.9%
12	女性生殖器系疾患及び産褥期疾患・異常妊娠	無し													
		有り													
13	血液・造血器・免疫臓器の疾患	無し	1	1	1.00	79,602	79,602	1.66	37,500	37,500	1.21	42,102	42,102	248.3%	145.2%
		有り													
14	新生児疾患、先天性奇形	無し													
		有り													
15	小児疾患	無し													
		有り													
16	外傷・熱傷・中毒	無し	4	18	4.50	821,083	45,616	0.95	552,140	30,674	0.99	268,943	14,941	132.6%	97.6%
		有り	11	82	7.45	5,442,962	66,378	0.90	2,296,410	28,005	1.01	3,146,552	38,373	84.2%	95.8%
17	精神疾患	無し													
		有り													
18	その他	無し	1	2	2.00	78,250	39,125	1.27	77,770	38,885	1.37	480	240	9.8%	136.2%
		有り													
合計		無し	86	765	8.90	30,351,801	39,676	1.01	23,816,930	31,133	0.99	6,534,871	8,542	107.5%	109.9%
		有り	64	459	7.17	26,248,754	57,187	0.87	13,118,970	28,582	0.87	13,129,784	28,605	80.8%	102.5%
総合計			150	1224	8.16	56,600,555	46,242	1.00	36,935,900	30,176	0.97	19,664,655	16,066	106.9%	107.2%

図表1-5-9　あそか病院の診断群分類別の各指標

　図表1-5-9に示したあそか病院は亜急性期中心の病院で、急性期病棟は10対1で運営しています。日当点はそれほど高くはないのですが、DPCホスピタルフィー/出来高比率は常時100％以上で推移しています。

DPC/PDPSと出来高払い

　症例によっては100％を割り込むことがありますが、診断群分類にミスがない場合は、救急車搬入で診断がつき難く、検査を多く要した、合併症を複数持っていた、高齢者で退院まで時間がかかった、月末入院であったなど、理屈がとおっている場合は問題にしません。時に、ある診断群分類の中では重症で、多くの医療行為、薬剤等を用いなければならない場合があります。救命できれば拍手ですし、結果が良くなかった場合も医師やスタッフの頑張りに敬意を表するのみです（病院の持ち出しになっても仕方がありません）。また、白内障手術のように、本来はもう一日入院が多いほうがホスピタルフィー上は有利なのですが、早期退院のニーズに応えることで新規手術を増やす戦略を取っている場合は、戦略的なホスピタルフィー/出来高比率の逆転例として容認しています。

　問題となるのは、DPC/出来高比率が常時漫然と100％以下になっている診断群です。原因の一つにクリニカルパスが未整備であったり、パスの内容が不適切である場合があります。原因が明らかになれば、DPC/出来高比率が100％以上になるようにパスを整備したり改変します。

　また、入院前に行うべき検査、退院後でも問題ない検査の一部が特に配慮なく入院期間中に行われているケースにおいては、是正が必要です。

　とはいえ、DPCは、定着してかなりの期間が経ちましたから、不適切なクリニカルパスや入院退院前後の検査の問題は今ではほとんど見られなくなっています。

②診断群分類別入院期間Ⅱとの乖離日数

　DPCでは診断群分類のⅡの期間の終了日が全国平均の平均在院日数と

なっています。したがって入院期間がⅡを上回る症例が増えていくと、病院で扱うDPC症例の平均在院日数が全国平均を上回ってしまいます。その結果、次年度のDPC機能係数の改定時に効率性の指標が下がり、DPC点数が低下してしまいます。それを未然に防ぐために伯鳳会グループの各病院は、DPC診断群大分類別にDPCⅡの期間との比較を行っています（図表1-5-10）。

　診断群の大分類ごとの入院期間Ⅱとどれだけ乖離しているか見て、乖離日数が特に長い、あるいは短い大分類がある場合は原因となった症例を特定し、検討します。

　まず、診断群分類が不適切なものがあれば今後はこのようなことがないように是正します。診断群分類にミスがない場合、①のDPC/出来高比率

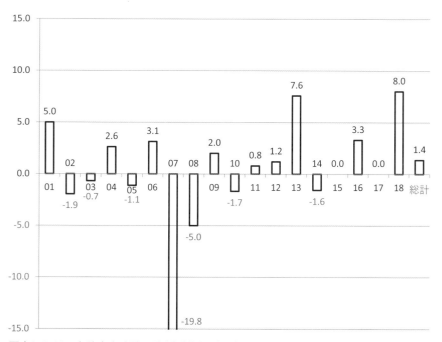

図表1-5-10　赤穂中央病院の診断群分類別の実際の入院期間と入院期間Ⅱとの乖離日数（2022年3月）

の場合と同じように納得できる理由がある場合は問題とせず、是正すべきものがあれば是正します。

　各病院で少々ばらつきはあり、月によっても変動しますが、DPC疾患全体の平均在院日数は、Ⅱの期間と比べて0～1.5日長くなっているようです。なお、DPCは年間取扱症例数が12症例以下の疾患は、次年度の各種係数の算定から除外されるルールになっています。レアな症例は平均在院日数がⅡの期間より長くなる傾向があるので、DPC機能係数調整時に使用される平均在院日数のⅡとの乖離は実際の乖離期間よりやや短くなります。

　病床の稼働率を見て、少々入退院日数の調整を行うのはどの病院でも行われていることでしょうが、DPC疾患別在院日数のⅡの期間との乖離が大きく平均在院日数が長すぎる場合は次年度のDPC効率性の指標のポイントが低下します。そのために入退院調整が行きすぎていないかをチェックすることにも使います。

③検査数の入院外来比率

　DPC入院ではCT、MRIなどの画像検査や血液検査などほとんどの検査が包括支払いになっています。そのため、入院期間中に検査を行えば行うほど、収益性は悪化します。

　伯鳳会グループでは、検査ごとに外来で実施されたか、入院で実施されたかの比率を経時的に追っています。検査が多く行われることは、病院のアクティビティーが向上していることなので喜ばしいのですが、もし、入院で行う検査数が増えているようであれば、本来は入院前に外来で行っておくべき検査なのか、退院後で間に合う検査なのか、入院期間中に行われていないかを、常にチェックする必要があるのです。

　赤穂中央病院の2020年度、2021年度のCT、MRIの検査数と入院外来検査数割合を紹介します（図表1-5-11）。

　赤穂中央病院の外来診療は、8割を赤穂はくほう会病院で行っているの

< CT検査数　年度比較 >

		4月	5月	6月	7月	8月	9月	10月	11月	12月	1月	2月	3月	年度計	月平均
R2	外来	555 87%	553 85%	675 88%	665 85%	712 86%	678 86%	697 86%	629 88%	692 86%	664 87%	645 87%	690 88%	7855	655 87%
	入院	86 13%	99 15%	93 12%	115 15%	112 14%	111 14%	113 14%	87 12%	113 14%	99 13%	97 13%	90 12%	1215	101 13%
	健診	3	0	1	9	14	5	15	3	8	2	8	45	113	9
	計	644	652	769	789	838	794	825	719	813	765	750	825	9183	765
R3	外来	740 89%	659 89%	661 89%	647 89%	654 90%	670 89%	669 90%	677 88%	682 90%	671 89%	644 85%	713 87%	8087	674 88%
	入院	89 11%	118 15%	80 11%	78 11%	71 10%	80 11%	78 10%	89 12%	77 10%	87 11%	110 15%	110 13%	1067	89 12%
	健診	7	10	7	4	6	5	22	10	8	6	30	32	147	12
	計	836	787	748	729	731	755	769	776	767	764	784	855	9301	775

< MR検査数　年度比較 >

		4月	5月	6月	7月	8月	9月	10月	11月	12月	1月	2月	3月	年度計	月平均
R2	外来	223 94%	236 93%	268 94%	274 96%	247 94%	257 92%	290 94%	245 96%	269 93%	218 93%	242 94%	301 95%	3070	256 94%
	入院	15 6%	17 7%	17 6%	11 4%	17 6%	23 8%	17 6%	11 4%	21 7%	16 7%	16 6%	17 5%	198	17 6%
	健診	10	2	6	22	16	27	16	15	23	11	16	24	188	16
	計	248	255	291	307	280	307	323	271	313	245	274	342	3456	288
R3	外来	278 93%	248 95%	285 95%	232 94%	263 94%	240 95%	255 96%	273 96%	297 96%	246 94%	259 92%	287 96%	3163	264 95%
	入院	22 7%	12 5%	14 5%	14 6%	16 6%	12 5%	10 4%	12 4%	12 4%	16 6%	24 8%	13 4%	178	15 5%
	健診	29	8	24	42	19	11	13	27	20	31	23	16	263	22
	計	329	268	323	288	298	263	278	312	329	294	306	316	3604	300

図表1-5-11　赤穂中央病院のCT、MIR検査の外来と入院の比率

で、特に外来検査比率が高い状況です。

　血液生化学検査は検査試薬が必要となるため、入院期間中に実施すると原価が上昇し、収益の悪化は否めません。特に外注する検査の場合はすべてが持ち出しとなります。

　とはいえ、入院期間中にどうしても必要なレントゲン検査は躊躇なく行うべきでしょう。診療上必要な検査は行われるべきであると同時に、レントゲン検査は、今ではどの病院もPACSとなっており、電気代以外の支出は表面上はありません。

　過去、なぜか退院前に相当数の検査を行ってから退院させる習慣の医師がいました。退院前検査の大半に合理的な理由がなかったので是正を求めましたが、「いつもこうしている。前の病院でもこうしていた」の一点張りで、はかばかしい結果が出ませんでした。医師といえどもDPC病院で働く以上は、DPC制度、医療制度に関する一定の知識は必要です。

④リハビリテーション療法士労働生産性比較表

リハビリ実施数の比較

　伯鳳会グループのすべての病院にはリハビリテーション療法士がいます。当初、病院によって療法士一人あたりの取得単位数にばらつきが大きかったため、互いをベンチマークするために月次決算報告会で検討しています（図表1-5-12）。

　病院間、法人間で勤務時間や祝日が異なっている場合があるので条件を揃えて比較しています。当初はややばらついていましたが、月次決算報告会を重ねるごとに数値が揃ってきました。

　回復期リハビリテーション病棟の有無、訪問リハビリテーションの有無、脳外科や整形外科の活発度で療法士の必要人数、理学療法士、作業療法士、言語聴覚士の比率などを調整すれば、療法士一人あたりの取得単位数は適正化していきます。その結果、無理・無駄・ムラのない単位取得が可能になるのです。同時に図表1-5-12の労働生産性比較表を示すことで、各病院のリハビリテーション部門では、一定のストレッチも行われます。

伯鳳会グループ　リハビリテーション部門　実績一覧

①総スタッフ数		R3.4	R3.5	R3.6	R3.7	R3.8	R3.9
あそか	8時間勤務	62.43	61.75	61.68	60.68	59.68	59.71
東京曳舟	8時間勤務	29.56	29.17	27.75	27.75	26.90	27.75
旭ヶ丘	7.5時間勤務	25.16	24.66	23.05	22.80	22.80	22.80
大阪暁明館	7.5時間勤務	58.40	58.03	58.19	57.52	57.18	58.66
大阪中央	7.5時間勤務	4.00	4.00	4.00	4.00	4.00	4.00
はくほう会セントラル	8時間勤務	96.64	96.14	94.73	91.56	90.08	91.34
明石リハ	8時間勤務	59.01	60.77	61.06	61.19	60.48	61.19
城南多胡	7.5時間勤務	16.15	14.77	14.75	14.90	16.86	16.86
赤穂中央	8時間勤務	53.64	55.42	53.97	53.80	52.80	50.80

②診療報酬		R3.4	R3.5	R3.6	R3.7	R3.8	R3.9
あそか	スタッフ数	62.18	61.54	61.43	60.36	59.30	59.34
	単位数	21174	24531	23538	24493	23980	22891
	一人当たり/月	340.54	398.61	383.17	405.78	404.38	385.76
	※月勤務時間換算	340.54	398.61	383.17	405.78	404.38	385.76
東京曳舟	スタッフ数	29.47	29.10	27.68	27.67	26.81	27.67
	単位数	10907	10473	10825	10510	10086	10366
	一人当たり/月	370.11	359.90	391.08	379.83	376.20	374.63
	※月勤務時間換算	370.11	359.90	391.08	379.83	376.20	374.63
旭ヶ丘	スタッフ数	25.16	24.66	23.05	22.80	22.80	22.80
	単位数	7564	8554	8974	8617	8539	8336
	一人当たり/月	300.64	346.88	389.33	377.94	374.52	365.61
	※月勤務時間換算	320.68	370.00	415.28	403.13	399.49	389.99
大阪暁明館	スタッフ数	55.98	55.63	55.76	55.20	54.92	56.17
	単位数	17885	17404	19316	19586	19451	19214
	一人当たり/月	319.51	312.83	346.41	354.80	354.17	342.07
	※月勤務時間換算	357.04	350.36	369.51	396.48	395.77	401.36
大阪中央	スタッフ数	4	4	4	4	4	4
	単位数	1465	1396	1809	1526	1537	1562
	一人当たり/月	366.25	349	452.25	381.5	384.25	390.5
	※月勤務時間換算	389.49	398.86	460.09	414.47	408.63	434.99
はくほう会セントラル	スタッフ数	85.80	85.15	83.60	80.95	79.70	81.1
	単位数	28987	31551	31224	31011	31086	30837
	一人当たり/月	337.84	370.53	373.49	383.09	390.04	380.23
明石リハ	スタッフ数	49.03	50.70	50.91	50.94	49.98	50.28
	単位数	17519	20358	20840	21115	20759	19688
	一人当たり/月	357.31	401.58	409.39	414.51	415.39	391.61
城南多胡	スタッフ数	14.34	12.81	12.69	13.09	14.98	15.01
	単位数	5797	4794	5411	5238	5887	5708
	一人当たり/月	404.25	374.24	426.40	400.15	392.99	380.28
	※月勤務時間換算	433.83	433.60	437.59	440.17	421.75	427.66
赤穂中央	スタッフ数	48.72	49.38	48.02	47.82	46.84	44.89
	単位数	18884	19074	18441	18548	18145	16836
	一人当たり/月	387.61	386.26	384.03	387.86	387.40	375.03

図表1-5-12　リハビリテーション療法士労働生産性比較表

第六章　金融機関との関係を考える

1）健全な借り入れは事業の健全な成長の糧である

病院は非営利法人であるため株式発行はできません。事業に使用できる資金は現預金と金融機関から受ける融資の二つしかありません。シミュレーションをしてみましょう。

総資産30億円、自己資本10億円、年間総収入24億円のA病院があったとします。この病院が病棟を改修することになり5億円の投資が必要になった場合はどうなるのでしょうか。もし、この病院に運転資金＋5億円の現預金があれば自己資金だけで改修が可能ですが、逆にそれほど多くの現預金が蓄積されている病院は経営効率が良いと言えるのでしょうか。

事業を安全に行うために必要な現預金は、一般的には月商の2カ月分と言われています。年商24億円の病院なら4億円です。ですからA病院は借入を起こさずに病棟改修をするには9億円の現預金を持たなければなりません。ここまでキャッシュリッチになるまで病棟改修を待つという判断はいかがなものか。

逆に運転資金が安全域を大きく下回っている病院もあります。私は年余にわたり赤字決算が続き、社会保険料や税金も滞納、3億円近い債務超過であった大阪暁明館病院の経営を2010年に引き継ぎました。当然現預金はわずか5,300万円と枯渇しており、月商3億5千万円の6分の1もありませんでした。もちろん2カ月後に受け取る診療報酬を割り引いて先に受け取り現金化するという診療報酬の債権化はずいぶん前に成されていました。病院経営では入金のタイミングと出金のタイミングがずれる場合が普通ですし、さらに行政は医療機関の中には資金繰りが厳しい病院があるとは知らないのか、あるいは行政機関は資金繰りという概念が無いのか補助金の支給日などは平気で月ズレします。手形も切ってくれません。経営が悪化すると診療報酬の減点や一部の支払い保留は重大事です。当然のこと

ですが、経営が悪化する程取引業者は支払いの猶予期間を短縮しようとし、最悪の場合は現金引換えです。ですから大阪暁明館病院のように現預金が月商の６分の１では経営は常時綱渡りです。

　M＆A直後の大阪暁明館病院で一番現預金が枯渇し、運転資金がショートするのはパート従業員の給与を支払う月の半ばである15日でした。大阪暁明館の理事長になった時の最初の仕事は1,500万円不足しているパート給与資金を大阪市内の信用組合に借りに行くことでした。すでに銀行からの借り入れは不可能になっていましたので。

　このような体験、あるいはそれの何倍も苦しい体験をしている非上場企業の経営者の中には無借金経営を目指し、現預金を積み上げ、不測の事態に備えるタイプの経営者がいます。私はその経営者の気持ちも良くわかります。しかし、私はその方法を取ったことは一度もありませんし、今後も取るつもりはありません。

　過剰な現預金は確かに病院経営の安全性を増しますが、その現預金は病院に危機が訪れなければただの紙切れ、預金通帳の数字に過ぎません。それは資金が寝る、すなわち有効活用されていないことなのです。経営者は過剰在庫を嫌がります。例えば院内の薬剤は使用量の10日分、医材料は２週間分など在庫量のルールを決め、半期ごとに棚卸をしているでしょう。なぜ過剰在庫を持つことは悪なのか。それは在庫を持つことで資金が固定し、有効活用できないないからです。

　私は過剰な現預金は資金の過剰在庫だと思います。いや、現預金は建物、医療機械、消耗品、人件費、どんなものにも形を変えられるから医薬品、医材料の過剰在庫とは意味が違うという経営者もいるでしょう。私は違う考えを持っています。病院事業に直接貢献している、付加価値を生んでいるのは建物であり、医療機器であり、人材です。したがってこの病院事業を発展させる「実質」にできるだけ多くの資金を転換しておくことが病院の発展には重要であり経営理念の達成への近道となると考えます。

　確かに病院のBCPのために一定の現預金は必要です。それは月商の２カ

月分で私は良いと考えています。それを上回る現預金は「屋上屋を重ねる」、「羹に懲りてなますを吹く」行為であり、耐震基準を満たしている病院にさらにつっかえ棒を入れるような行為ではないでしょうか。

　現預金自身が利益を生み出すことはありません。現預金は付加価値を生み出すモノに形を変えない限り、病院の安全弁にしかなりません。そして、適正サイズの安全弁が確保できたのなら、それ以上の現預金を持つことは経営効率を悪化させることだと私は思います。

　少し横道にそれてしまいましたが、A病院の新病棟建築に戻りましょう。病棟建築資金は５億円ですが、①それをすべて自己資金で賄えば総資産も自己資本比率も変化せず自己資本比率33％のままです。流動資産である現預金が５億円減り、固定資産が５億円増えるだけです。次に②５億円を全額借入で賄えば流動資産は変化せず固定資産が５億円増え、借入金が５億円増えます。総資産は35億円になりますので自己資本比率は28.6％に減じます。

　A病院は年間総収入が24億円ですから月商２カ月分は４億円です。すなわち９億円の現預金があれば①の方法をとっても病院の安全性は保たれます。もし現預金が４億円しかなければ病院の安全性を保つためには②を選択することになります。しかし②を用いても自己資本比率は依然28.6％と悪くはない数値ですから、この方法をとっても間違いではありません。

　さて、無借金で新病棟を建設する①が理想でしょうか。私はそうは思いません。余剰な現預金５億円を積み上げるまで新病棟建築を待つくらいなら、財務の健全性が保たれる範囲で借り入れを起こして早く新病棟を建設し、病院事業の発展を期するべきだと思います。総収入24億円の病院が５億円の余剰金を現預金として積み上げるには、必要な投資を我慢しながら相当の年数を要していると思います。この投資を控えている間の病院の機能低下やそれによる収益機会の喪失、職員の処遇を抑えることによるモチベーションの低下が病院の力を削いでいくことを懸念します。こちらのほうが現預金を積み上げる安心感を上回る大きな損失ではないでしょう

か。私は②はそれほど悪い選択ではないと思います。

　一般的に新規設備投資を行う場合は、一部を自己資金、その他を借り入れで行うことが多いと思います。福祉医療機構から借り入れを起こす場合は一定程度自己資金を投入することを要求されます。銀行は借り入れが増えるほど自己の収入が増えますから、自己資金の投入を積極的に促すことはありませんが、病院が一定程度自己資金を投入することを歓迎する場合が多いと思います。

　自己資金を投入できるだけの現預金の余裕が病院にあるということですし、雑駁な話で恐縮ですが、経営者が設備投資を安易に行っていない、病院の財務について配慮しながら行動しているという、金融機関が病院経営者から受ける心理的な安心面もあると思います。

　では、5億円の設備投資を行うにあたりどの程度自己資金を使うのが適しているでしょう。これはには正解はありませんが、私は新規設備投資に使用する自己資金は20％で十分で、それを超えることは現預金の余剰が際立っているとき以外は不要だと思います。

　設備投資にて借り入れを起こすと必ず自己資本比率は下がりますが、その一部を自己資金とすれば自己資本比率の低下はやや緩和されますので、それで満足するべきです。借入金は返済しなければなりませんが、新規設備投資によるFCFの増大（増加した減価償却費＋増加した税引き後利益）が借入金の返済を上回るという予測が立つのなら借り入れを起こして新規設備投資を行うことに躊躇するのは正しい経営判断ではないと思います。

　もちろん、新規設備投資が経営規模に比して過大で、FCF増大の予測が外れた場合本体の経営まで危うくなるような巨額の設備投資なら、より安全を期することは当然ですが、そこまでの投資でない場合はFCF増加の期待値が借入金返済を上回るなら機械的に投資をしていくべきです。その時に投資をしない経営者は安全性に十分な配慮をしているからでしょうか。そうではなく、実は怠け心がそうさせているのかもしれません。

　事業を拡大してマネジメントの範囲を広げていくことに面倒臭さを感じ

る経営者はいます。すぐに満腹になる経営者を非難する気はありませんが、私とは違う人種だとは思います。

　私は自己資金だけで経営を回していこうとするのは家業だと思います。事業家なら金融機関を使い、他人の金を使って利益を上げ発展・拡大・安定をより高いレベルで達成できるよう、心掛けなければならないのではないでしょうか。

２）銀行との付き合い方

　伯鳳会グループは、多くの金融機関から借り入れを起こしています。メガバンク３行のほかに地銀５行と取り引きがあります。それらの銀行と貸借関係ができたのは、実は多くが成り行きです。１つの銀行と深い付き合いをしたことはありませんし、今後もそのつもりはありません。銀行とは互いにビジネスとして実直に付き合うだけです。

　中小規模の病院経営者といえども、過去には銀行とはいろいろなエピソードがありました「病院経営者の心得」と銘打たれた本書に昔話を書いても意味は薄いと思うのですが、これらのエピソードから、民間病院経営者はいかに銀行と付き合うべきかのヒントが生まれるのではないでしょうか。

銀行との付き合いの歴史

　1998年、もうすぐ40歳の誕生日を迎えるころ、赤穂中央病院の創業者である父の病気が発見されました。すでにステージⅣの肝臓がんで、肝の両葉に多発性の転移があり、完治は望めない状態でした。

　すぐに後継者を立てなければならない事態になりました。私は長男である自分が後継者になるものと思い込んでいましたが、父はそうは思っていませんでした。

　後継者候補は、40歳前の私、私の妹と結婚し赤穂中央病院に勤めていた私より３歳年上の医師、父、私、義弟の出身医局の医局長で教授が定年となったためやってきた院長代行の医師、長年父の片腕として働いていた副

院長２人の合計５人です。その５人が当時、経営不振のためメインバンクのさくら銀行に紹介された医療コンサルタント（さくら総研（現・日本総研）の谷口知史さん）の面接を受けました。

医療コンサルタントの面接では、次期理事長選定のための面接とは言わず、現在の病院の状況を説明するという名目で、一人ずつ個別に面談を受けたのです。さくら総研（現・日本総研）の谷口知史さんは、現在の病院の経営状況を説明し、経営を維持させるためにはあと３億円のキャッシュフローが必要であることを説明してくれました。収入と利益は別だという話もしてくれました。

最後まで谷口さんの話を聞いた私はこう言いました。「なるほど、収入をあと３億円増やせばよいのですね」。この時の谷口さんのガッカリした顔は忘れられません。

しかし、当時の私はなぜ谷口さんが失望したのか全くわかりませんでした。このように経営に何の知識もなかった私ですが、５人の面接を終えて谷口さんは父にこう言ったそうです。「息子さんが一番マシです。他の人は皆さん他人ごとです」。

赤穂中央病院の幹部が特別に酷かったとは思いません。経営幹部といえども、中小民間病院の医師は経営のことなど何もわかっていないということです。

さて、私が後継経営者に指名されましたが、右も左もわかりません。その日まで私は赤穂中央病院の勤務医、外科医として単に診療だけをしていて、経営のことは全く知らされていませんでした。

長男で医師ですから、借入金の連帯保証人のサインやハンコを押すだけはしていましたが、それが何を意味しているのか全く知りませんでした。父が病に倒れる前に某銀行の担当者が、スタッフステーションでカルテを書いていた私のところへ病院の事務長とともに現れ、私はいつものように保証人のサインをしました。その時、担当者が怖い顔で「先生、これが本当に最後ですからね」と言ったのです。私には全く何のことを言っている

のかわかりませんでした。

　経営を引き継いでみると、赤穂中央病院は大変劣悪な財務状況にあり、存続の危機であることに気がつきました。経営の知識は皆目ありませんでしたので、「これは本当に危ない」と理解するまでに1カ月以上かかりました。

　当時の医療法人伯鳳会は265床の赤穂中央病院、70床の老健伯鳳会プラザ、訪問看護ステーションからなっていました。兵庫県赤穂市という人口5万人足らずの民間病院としてはまずまず大きな規模で、外来、入院、入所ともに好調で、年商は53億円を上げていました。

　しかし、年商を超える56億円の固定負債が5銀行にあり、ほかに建築代金の未払い3.5億円があったのです。

　自己資本比率は7％台と低迷していました。損益計算書は2年連続して1億円前後の赤字でした。さらに悪いことに、借り入れには設備資金と運転資金の区別がされておらず、資金が必要になるたびに、あるいは不足するたびに無定見に借り入れを起こしていたようなのです。

　担保も複雑というより、もはやナンセンスな状況を呈していました。1つの担保物件には巻紙のように10を超える借り入れの担保が設定されていました。1つの銀行が同じ担保に複数の借り入れの抵当権をつけており、その担保に同様の貸し方をしている銀行がたくさんあるという状況です。もはや銀行も借り入れの保全は困難な状況だったのです。根抵当もありましたが、何が何だかわからないような状況でした。

　設備資金の借り入れがもとから過大すぎたのか、審査が厳格な社会福祉医療事業団（現・福祉医療機構）の借り入れはなく、市中銀行のみでした。

　当時は赤字決算でしたが、病院は建築を終えたばかりで新しく、減価償却費も大きかったためFCFは1億円ほどありました。しかし、行きあたりばったりに行われていた借入金の平均償還年数はわずか3.5年でしたので、年間返済額は16億円に上ります。そのうえ、建築会社への未払いもあります。

　このような状況のなか、私が最初にやらねばならなかったのは銀行への返済交渉と建築会社への支払い交渉です。

　建築会社は金融機関ではないので、即刻耳を揃えて支払いをしなければならないのですが、そのようなキャッシュはどこにもありません。私の父はすべての病院建築をその建設会社で行っていましたから、かつては上得意先で、私も含めて下にも置かないような接し方をされていました。

　しかし、父が不治の病に倒れ、右も左もわからない若造が跡をとるとなると、あたり前ではあるのですが、対応が急変したのです。私は姫路市内の支店に呼び出され、ギュウギュウに絞られました。土下座こそしませんでしたが頭を下げ続け、年間7,000万円、5年で返済するという約束になりました。今にしてみれば、病院を担保に取られなかっただけでもありがたかったと思います。

　これで、年間返済は銀行の16億円と建築会社の7,000万円の計16.7億円となりました。しかし、赤穂中央病院のFCFは1億円しかありません、どうするか。銀行から毎年15億円を借り、1億円のFCFを使って16億円を返済、某建設会社にはなんとか自力でもう7,000万円FCFを増やして返していく。このような絵図を書きました。簡単なメモ書きすら持たず、各銀行の支店長を回ってお願いに次ぐお願いです。返済額のシェアに応じて追い貸しを実行してもらい、全銀行に年間で総額1億円を返済するというルールでお願いできないかと頼んで回りました。

　赤字病院に追い貸しする、借入金56億円に対し年間返済額は1億円にすぎないというのですから、今にして思えばこれはかなり無茶なお願いです。しかも、経営者は病に倒れ、海のものとも山のものともつかぬ2代目のボンボンが跡をとるというのです。しかし若く、知識がなく、無鉄砲な私は借り入れのある各銀行を回り、この無理な条件をお願いして回りました。

　当時の都市銀行の一行、A銀行の支店長に相談にいったところ、「経営改善計画がないと融資できない」と言われました。私は言いました「経営改善計画って何ですか？」本当に知らなかったのです。

　A支店長は「経営改善計画も知らないのか…仕方がないオレが書いてや
る。でもほかの銀行に行ってオレが書いたとは絶対に言うなよ」。

　大柄で怖い顔の支店長でしたが、私を助けてくれました。なぜ助けてく
れたのか今もわかりませんが、「赤穂中央病院の2代目は何も知らん奴だ
が、案外金を返すんじゃないか？」と思われたのかもしれません。

　その間、職員には経費削減の檄を飛ばし、自身は診療を頑張りつつ経営
の勉強に励んでいましたが、経営を受け継いで半年後、1998年6月の賞与
時期がやってきました。賞与資金はいつもB銀行に借りていましたので、
いつものように2億円の融資をお願いに行ったところ、とんでもないこと
になりました。

　担当者が「賞与資金の貸し出しはできない。貸してほしいなら2億円を
ウチに預金せよ。そうすれば、2億円を貸し付けてもよい」と言うのです。
賞与資金がないから貸し出しをお願いにいったのに、2億円の預金などで
きるはずがありません。途方に暮れてA銀行の支店長に話をしたところ「B
銀行はそんなことを言うのか。それは『歩積み両建て』と言って法律違反
だ。それならウチが貸してやろう」と言ってくれました。

　その話をC信用金庫支店長に話したところ、「いまB銀行に逃げられたと
なるとウチは追い貸しの稟議が書けない。2億円貸してあげるからこれを
B銀行に持って行き預けなさい。それでB銀行から借りて来るしかない」
と言われました。

　A銀行支店長に続き、C信金支店長も私と赤穂中央病院を生き延びさせ
ようとしてくれたのです。私はC信金に借りた2億円をB銀行に預け、B
銀行から2億円の賞与資金を借りました。皮肉なことにその数カ月後、A
銀行とB銀行はB銀行主導で合併しました。

　実は、B銀行はかつての赤穂中央病院のメインバンクでした。しかし病
院の経営が悪化すると真っ先に資金を引き揚げていたそうです。メインバ
ンク時代は運転資金である賞与資金もB病院から借りていたため、B病院
が設備資金を引き揚げた後も漫然と賞与資金を借り続けていたのです。

　運転資金は回収スパンが短いので、ストップすることが容易です。もは
や、赤穂中央病院に大型の貸し付けがないB銀行は、病院が倒産しても貸
し倒れはありませんので、短期資金でも回収のリスクがある場合は容易に
ストップできるのです。さらに「貸しません」ならまだしも、歩積み両建
てで貸出資金を保全して、金利を取るという作戦に出たというわけです。

　さすがにこれは金融機関としては法律違反だそうですが、この条件で借
りに来なければよし、借りに来たら債権は100％保全され、金利だけ取れ
るという目論見がB銀行にはあったのでしょう歩積み両建ての提案は貸し
出しを断る方便ではなく、実際に実行されたのですから。

　さて、職員一丸となって経営改善に取り組み、赤穂中央病院の経営は速
やかに回復しました。1997年度決算は１億1,600万円の赤字、1998年度も
7,600万円の赤字決算でしたが、私が経営を開始した1999年度には一気に
経常利益率8.85％、経常利益額４億7,400万円をたたき出しました。2000年
も同様の好決算が続きましたら、銀行から次の動きがありました。すでに
支店長は前任者と代わっていましたが、C信金がすべての債務をまとめて
引き受け、返済額や利率も適切な数値に変更するというのです。

　経営危機の時に私と赤穂中央病院を助けてくれたのはA銀行とC信金で
した。他の銀行は、２銀行の動きに合わせて恐る恐る追い貸しルールを呑
んでくれた印象でした。これを機会に逃げたかった地銀もいましたが、肩
代わりを頼める銀行もなかったのでしょう、渋々、足並みをそろえていま
した。それでも、５銀行に温度差こそあれ、赤穂中央病院を見限らなかっ
たことから、赤穂中央病院は復活できたのです。

　さあ、C信金に借り入れを一本化してもよいのでしょうか。かなり迷い
ましたが、恩のあったA銀行は私の仇敵となったB銀行とすでに合併して
しまいました。追い貸しルールは２年間、違えることなく実行されてきま
したが、不安定な仕組みであることは間違いありません。再度、赤穂中央
病院に不測の事態が起これば、今度こそ瓦解してしまうと思いました。

　私は借り入れの一本化というC信金の提案に乗りました。

　その後、伯鳳会グループの経営は拡大を続け、資金需要も豊富になるにつれ、やはり信用金庫のスケールでは互いに間尺が合わなくなってしまいました。小さな意見の相違から、伯鳳会グループは金融機関を変更することにしました。お願いしたのは全く取り引きのなかったメガバンクのD銀行です。

　D銀行に電話をかけ、融資のお願いをしたいとアポをとり、支店に出向きました。最初から支店長が面談に出てきてくれました。しばらく話すうちに、支店長がなぜウチに相談に来たのかと聞きました。D銀行に相談にいったことには理由があったのです。

　病院経営を引き継ぐ際、資金繰りをつけるため当時の事務長と姫路市の中心街で、目についた銀行に片っ端から突撃していました。結局お金を貸してくれる銀行は一行もありませんでした。しかし、D銀行だけは少し様子が違いました。他の銀行は「貸せません」の一点張りでしたが、D銀行は「この財務状態では貸せないが、この辺りまで改善できれば再考する」と言ってくれたのです。

　支店長には「再考すると言っていただいたラインはすでに超えていますので、お願いに来ました」と言いました。

　C信金からD銀行への切り替えに成功し、現在も僅差ですがD銀行が伯鳳会グループのメインバンクです。

①銀行とは経営者自らが接点を持つこと

　古い時代の病院経営者の中には、銀行を単なる貸金業として見下すタイプの方がいたようです。病院の血液である運転資金の出し手であり、病院の骨格を作る設備資金の出し手である銀行を軽視することはあり得ないことです。金融機関との良好な関係をつくることは事務長や経理担当者の仕事ではありません。経営者の重要な職務です。経営者は積極的に銀行支店に足を運び、可能なら支店長と直接話をするべきです。

　銀行員は多忙ですし支店長はさらに多忙です。大した用事もなく面談を

申し込むことは、よくありませんが、私は年に2回、半期決算ごとに取引銀行の各支店を回り、経営状況や新規事業計画を自分の口で説明します。自らの頭を整理し、経営計画を再確認し、その進捗を把握しなければ銀行への報告はできませんから、半期ごとの銀行への報告は私にも学びがあります。

　財務数値は事前に経理担当者からレクチャーを受け、できるだけ自分の口で説明します。数字はすでに紙に書いてあるのですから、なぜこの数字になったのか、今後この数字がどのように変化すると予想するのかを主に説明します。

　経営者が病院の経営状況、財務状況をリアルにつかみ、経営計画とその進捗状況を自らの口で語ることができるという事実は、銀行にとっては安心感につながるようです。

　医療法人の理事長は原則医師であることが求められていることも原因だと思いますが、経営から遊離し、医師職に没頭している経営者が散見されます。

　これは一見美しいのですが、病院の経営安定にはリスクだと思います。自分が理事長として経営管理を最重要視して職務を遂行していることを、最も重要なビジネスパートナーである銀行に理解してもらわずして、銀行との良好な関係性は築けないと思います。

　年2回の銀行支店での支店長への決算報告では、必ずその病院の担当者である行員が同席するものです。担当者がよく病院を把握し、タイムリーな提案をくれるようなら、支店長には担当者が有能であること、自分が感謝していることを、その場で伝達しましょう。

　病院に資金需要が発生した場合、稟議を書くのは担当者です。担当者の頑張りによって融資が行われるか否か、金利がどうなるかが左右される場合もあるのです。さもしい気持ちで担当者の仕事ぶりを誉めるのではありません。担当者をリスペクトし、信頼していると伝えるのです。

　そのような関係性が担当者と持てないようでは、自分の力量が劣ってい

るのだと自戒すべきです。経営者は自分の病院の職員に尊重と信頼の気持ちを持って接しているでしょうが、銀行の担当者にも同じことだと思います。

　銀行に限らず製薬会社、医薬品卸会社、医療機器メーカー、IT関係会社、建築会社、使用しているなら給食委託会社、清掃会社、警備会社などにも同じ気持ちで接しなければなりません。

　事業のアウトカムを最大化するには、互いのベクトルを合わせることだとは昔から言われます。ベクトルを合わせるには、まず利害が一致していることですが、次にお互いが尊重し合い、信頼し合うことでしょう。年2回の決算報告で、支店長と良好な関係をつくっておくと、エキストラの案件、例えばM&Aで急に資金が必要となった場合にも話を聞いてもらいやすくなるのです。

　年2回の決算報告の銀行訪問の際は、自分と同程度には経営を把握していてほしいと思う病院職員を同席させるとよいでしょう。

　その病院職員は、銀行説明資料を作り、レクチャーするために勉強しますし、私の考えをよく理解するようになるのです。同席させた職員には少し出番を作ってやるとよいです。銀行からの質問に的確に答えるための同席なのですが、丸一日何軒もの銀行を回って、私ばかりが話しているのではつまらないでしょう。なにしろ普段銀行の担当者とやり取りをし、業務を遂行しているのはその病院職員なのですから。

　さて、私は過去2回、知り合いの病院から後継者を、伯鳳会グループの職員として預かったことがあります。先輩の病院経営者から「ちょっと鍛えてくれ」ということです。どこまで期待に応えられたかわかりませんが、そのうちの一人から「銀行の訪問に同行させてもらったことは大変よかった。当時は銀行訪問の意味がよくわからなかったが、今はその重要性がよくわかる」と言われたことがあります。

　蛇足ですが、もう一人、病院後継者として預かった人は、私の病院の女性事務職員と仲良くなり、年季が明けたら自分の病院に連れて帰って結婚するということになりました。これはめでたい、少々格好がつくようにし

てあげたいと考え、その女性事務職員（大変優秀な職員でした）を、最後
の半年は私の秘書として勤めてもらうことにしました。結婚式で赤穂中央
病院の医事課職員と紹介されるより、伯鳳会グループ理事長秘書のほうが
結婚式が華やかになり、箔が付くと考えたのです。

②運転資金は設備資金を借りている銀行から定期的に借りること

　B銀行で賞与資金を借りるため、歩積み両建てを強いられたことを紹介
しましたが、それはB銀行が赤穂中央病院に長期貸付金がなかったから起
こったのです。

　運転資金は、担当の病院が倒産したらそれなりの額の貸し倒れが起こる
銀行から借りなければなりません。たとえ黒字経営であっても、運転資金
の枯渇は病院の頓死を招きますから、頓死されては困る銀行から借りるべ
きなのです。

　運転資金は病院においては主に賞与資金と納税資金だと思います。診療
報酬は2カ月後に確実に入金されますし、病院は買掛金の少ない業種なの
で、伯鳳会グループでは、納税資金は借りたことはありません。病院事業
において納税は、計画的に経営が行われていれば借りる必要はありません。
しかし、賞与資金は毎回必ず借りています。手元資金に余裕がある場合も
同じです。

　賞与の支払いができなくなると多数の職員が離職し、病院は倒産の危機
に瀕するでしょう。ですから、賞与の支払いは経営に必須です。

　現在、経営が良好で手元資金が潤沢であるため賞与資金は借りない、し
かし、経営が順調ではなくなり、手元資金が不足した時には賞与資金を借
りる。これは、金利の節約を考えれば正しいでしょう。

　とはいえ、普段行われていない賞与資金の貸し出しを、経営が悪化した
時だけ実行してもらえるのでしょうか。銀行が地域の経済を安定化させる
ためにあるのなら、そうする理屈はつかなくもありません。しかし、以前
から知られているように、銀行とは「晴れの日に傘を持ってきて、雨の日

には傘を取り上げる」ということも行います。

　銀行は収益事業ですから、経済合理性に基づいて業務を行うのは正しく、職業倫理や理想論を借り手が一方的に振りかざすのは間違っています。晴れの日に持ってきた傘を少しは借りて、雨の日に傘を返さないでも済むように準備をするべきです。

　私は、手元資金の状況がよく、賞与資金の借り入れが不要な場合でも、賞与の80％にあたる額を銀行から半期ごとに借りています。これは単なるお付き合いではありません。病院の経営状況が悪くなった時も、一定額の賞与資金が借りられるようにするためです。

　借り入れを満額ではなく80％としているのは、業況が悪化すれば賞与を20％減額する程度なら職員の納得が得られると考えるためです。実際に経営が悪化し手元不如意となった病院に、銀行が賞与資金を貸すか否かは実際にそうなってみないとわからないでしょう。しかし、急に資金が枯渇したため慌てて賞与資金を借りに行くよりは、ハードルは低いと思います。担当者も稟議が書きやすいのではないでしょうか。

　銀行は病院と同じように風評被害には弱いですから、銀行としての社会的責任を果たすという暗黙の了解を無視はできないでしょう。とにかく、運転資金の枯渇は頓死を招きます。黒字倒産も起き得ます。運転資金の準備は常に心掛けるポイントであると考えています。

③都銀・地銀は支店長が変わったら違う銀行になったつもりで付き合うこと

　病院と銀行はビジネスパートナーです。病院は事業を発展させ収益力を向上させ、さらに事業を拡大するための資金の出し手として銀行を利用します。銀行は貸出金に対し金利を取って利益を上げます。このモデルが常に良好に回転していればWin-Winの関係となり、問題はないのですが、病院事業は時に目論見が外れ予定の収益を上げられないだけではなく、その設備資金の借入返済にも窮することがあります。そうなると被害者は銀行ですから、銀行は貸出金の保全のために病院と争うことがあります。

　また、病院がこの事業は確実に成功すると自信を持って臨んだ借り入れの申し込みにも、銀行が応じない場合があります。与信判断と言うようですが、貸すことによる銀行の利益とリスクのバランスを適切に保つことは、銀行の重要な業務だと思います。

　銀行は貸さないことで病院が無謀な事業に突っ込んでいくリスクを回避させるという意識もあるそうです。私の岳父は都銀の行員でしたが、銀行業界では「貸すも親切、貸さぬも親切」と言うそうです。

　しかし、目論見に自信のある病院経営者は、銀行が貸し出しに応じないことに納得ができず、従来どおりの付き合いができなくなる場合もあります。長く病院事業を継続していくと、また、私のように事業拡大やM&Aを行いたがる経営者は、銀行といろいろなエピソードが生まれてしまうものです。

　私の父の遺言は「P銀行（山陽地方の地銀）とは絶対に付き合うな」でした。父は京城大学医学部2年生で終戦を迎え、京城（現ソウル）から命からがら引き上げ、岡山医専に編入して医師になりました。狩猟が趣味であった父は、低い山が連なっておりキジが撃て、千種川にカモが上がってくるのでこれも撃てると狩猟のマーケティングリサーチだけを行い、地縁も血縁もない兵庫県赤穂市で19床の有床診療所・古城外科医院を開業しました。

　幸いにも繁盛して、開業後2年余りで病院に変更する計画を立てました。古城外科開設時に借り入れをしたP銀行赤穂支店の支店長はしょっちゅうわが家の応接間にやってきて、貸し出しの相談をしていました。

　私が幼稚園の最終学年だったころ、古城病院（64床）の建設が始まりました。当時の杭打ち機は大きな音を立て、蒸気を吹き出しながらハンマーで杭を打ち込む勇壮なものでした。子供心にワクワクし、誇らしく思ったものです。

　ところが工事が始まってしばらくして、その工事が止まってしまいました。工事が止まっていた期間は半年に近かったと思います。はじめは気に

なりませんでしたが、これはただごとではないと思いました。雨の日には早く工事をしないと鉄筋が錆びてしまうと、子供心に心配していました。しかしことの重大さに気が付き始めていた私は両親に工事が止まっている理由を聞くこともできずにいたのです。

それから30年も経ったころ、初めてそのころの話を聞きました。貸し出しの約束をしていたP銀行が約束を履行せず、工事代金が支払えなくなっていたのです。父は金策に駆け回ったようですが果たせず、両親は心中の相談までしていたそうです。

私の母は事業家の娘でした。実家は岡山県内で自動車修理工場を手広くやっていました。当時は自動車は富裕層の所有物で、ハイテク産業でもありましたから、ずいぶん羽振りが良かった時期もあったそうです。母が子供のころ、相撲の好きだった父が工場の庭に土俵を作り、大相撲の横綱と前頭を呼んで相撲を取らせたこともあったそうです（本当は母は相撲が大好きで、そのため父が相撲取りを呼ぶことにしたらしいです）。すでにその父も亡くなっており、母には頼れるところもありませんでした。

母は父に代わって銀行行脚をし、ついに四国の地銀Q銀行から借り入れを起こすことに成功しました。工事は再開され、無事に古城病院は完成、その後は事業も順調に推移しました。

この時の教訓と、ここまでくると恨みでしょう、父の遺言は「P銀行とだけは付き合うな」でした。

私は経営者になってからも10年余り遺言を守っていましたが、2013年、融資の引き出しに困難を極め、シンジケートローンにも失敗した大阪暁明館病院の移転新築資金の調達にP銀行が最初に応じてくれたことから、再度、取り引きが再開しました。

一方、私は二度とB銀行とは付き合わないと決めていた時期があります。1998年、B銀行から恒例の賞与資金を借りるにあたって歩積み両建てを要求され、他銀行から別な借り入れを起こしてまで、それを呑まざるを得なかった屈辱的な事件があったためです。しかし2005年、B銀行は良い

M&A物件を私に紹介してきたため、その時から再度良好な関係に戻りました。現在では準メインバンクとしてお付き合いを続けています。

　20年余り銀行とともに事業を進めてきてわかりましたが、確かに銀行には行風というものがあります。コンプライアンス重視の度合い、支店間の情報共有と遮断の度合い、チャレンジングな貸し出しに応じるか否か、いわゆる逃げ足の速さ、利益を長期的に見るか短期的に見るかなどです。

　しかし、行風以上に支店長による違いも大きいと思います。過去、メガバンクは合併を繰り返してきましたから、支店長がどの都銀の出身者かで一定の傾向がありますし、やはり支店長の嗜好や性格、個性で病院に対する支店の動きは一変することがあります。担当者によっても違うわけですが、都銀、地銀の場合は病院が必要とする規模の融資なら支店長の判断でほとんど決まるのです。ですから、支店長が交代する時は、チャンスでもあり危機でもあります。私はそのタイミングで悪い印象を持たれないように、最初の出会いを大切にしています。

　支店長が変わった時、私の病院に支店長が挨拶に来る場合が多いです。その最大の理由は、取引先である病院の状況や雰囲気の視察、経営者の姿勢を観察しに来るのです。

　その際、今後、自分はあなたの銀行と今後も付き合いたいと考えていること、対等なパートナーとして友好的な関係を維持したいこと、自分は経営に真面目に取り組む経営者であることをわかってもらえるような会話を心掛け、良好な関係の継続を期しています。

　支店長は私のところにだけ訪問するのではなく、近隣の融資先を次々と回るスケジュールを立てているはずですから、時間は短く切り上げることも大切です。人は自分のことを聴いてもらうことは嬉しいものですから、前任地や過去の支店長経験を聞くことにしています。まれに、初めて支店長になった方もおられますので、その場合は上から目線にならない程度に、励ますことにしています。

　それに対し信用金庫は違います。決済額が本部決済となる金額が低いた

め、支店長レベルで融資の決裁が行われることは都銀、地銀に比べて少なくなります。そうなると信金理事長と病院理事長の関係が大事になります。信金の理事長はほぼ交代しませんから、その信金の病院に対する姿勢はほとんど変わりません。組織が大きいこともあり、都銀、地銀では経済合理性重視で決済が成されていくのに対し、信金は理事長の好悪の感情が決済に全面的に反映します。

　このため、病院規模となると、信用金庫に大型の借り入れを持つことはリスクが高いと考えています。

　さて、経営を続けていくと、どこかの銀行やその支店から理不尽な仕打ちを受けることはよくあります。やられたらやり返すガッツがなければよい経営者ではありませんが、あまりにも「恨」の感情が強すぎるのも経営者としては不都合だと思います。

　理不尽な仕打ちを受けた場合も○○銀行にやられた、○○銀行△△支店にやられたとは考えず、□□支店長にやられたと考えましょう。過去に関係が悪化した銀行も、支店長が変わると途端に姿勢が変わり、病院に有利な条件の融資やM&A案件を持ってくる場合が多くあります。

　これは推測ですが、支店長が交代する時には申し送りがあるでしょう。前任者は病院と取り引きが減少した、あるいはなくなったことを後任に告げるでしょう。ネガティブな報告が多くとも、後任の支店長は「関係を改善したほうがよい」または「大きなビジネスチャンスがある」などと判断する場合もあるはずです。このタイミングで病院経営者は「恨」は忘れ、ビジネスとして提案に耳を傾けるべきです。過去に私の病院に不都合なことをした銀行が、別な機会には病院を救ってくれる場合があったのです。

　どちらの事象も銀行にとってはビジネスとしての合理的な判断であったのかもしれませんが、それなら病院経営者もビジネスとしての合理的判断を最優先して提案を聞くことです。

④メガバンクの医療福祉事業担当とは

　メガバンクは、支店長決済を超える与信判断をするために、本部に医療福祉貸し付け担当を置いているようです。借入金の申し込みが大きな場合は、本部の担当者との面談が求められる場合があります。本部の担当者は医療福祉全般に深く精通しており、診療報酬改定の動向や医療に対する社会のニーズの変化、医療の技術革新まで幅広い知識を持っています。

　病院と病院経営者の過去の実績や財務状況、貸し出しの対象となる新規事業の社会的意義や経済合理性、経営者の年齢や人間性も含んでの返済の確実性などは支店長のレベルで判断はついていると思います。銀行の医療福祉担当は、病院経営者が医療福祉を勉強しているかどうかを見ているのだと思います。

　大型設備投資の場合、返済期間は15年から20年に及ぶ場合があります。その長期間、病院経営を良好に維持するためには、病院が現在持つ力だけでは不可能です。新しい医療、新しい経営を学び、実践できる経営者でなければならないのです。そのためには、何をどのくらい学んでいるかを、銀行は知っておく必要があるのでしょう。そして、学びの姿勢、変化への対応ができるか否かを判断して、与信判断の参考としているのです。

　ですから、経営者は医療関係の雑誌を読み、医療経営セミナーの受講も継続的に行うべきです。医療以外の社会の動向を学ぶために新聞、総合誌、経済紙も大切でしょう。医療系経営者の先輩や仲間、時には後輩の話も参考になります。医療以外の経営者の本や講演にもヒントは満載されています。長く経営を良好に維持するためには自分のコア事業から遠く離れた人の話を聞くほどよいでしょう。さらに、歴史書や哲学書を読むとよいそうですが、私はそのレベルには達していません。上杉鷹山の伝記程度は読みましたが、年齢を考えると限界です。

　銀行と良い関係を保つには、ユーモアやウィットに富んだ会話ができる必要はありません。美味しい店やワインの知識も必要ありません。まずは、現在の財務状況が良好であること、さらに、近年の数値がより向上してい

ること、医療内容の納得性が高く、将来性を感じること、経営者に長期に病院を運営するための学び続ける姿勢があり、変化への対応力を持つことなどです。また、債務返済を確実に履行するであろう覚悟と誠実性があること、病院をオペレーションできるだけの腕力（瞬発力だけではなく粘り強さや人心掌握力なども）があることなど、これらが評価されれば銀行との良好な関係が築かれると思います。

3）福祉医療機構（WAM）からの借り入れ

　病院経営が安定しており、設備投資が適切な規模で、社会のニーズや医療機関の使命と合致していれば、その病院の大型設備投資はほとんどWAMからの借り入れで賄えるはずです。

　貸出額は事業の種類によって総必要資金の8割まで、9割までなど決まっていますが、一定の自己資金を投入できるなら、長期借入はWAMだけに限定することは可能です。

　病院建築の場合、WAMは完成後に一括して貸し付けをしますから、着工から完成までに建築会社などに支払う短期運転資金のみが銀行からの借り入れです。銀行からの融資は、いわゆる「つなぎ融資」にとどまることになります。

　ご存知のように、WAMは独立行政法人とはいえ、ほぼ官製金融機関として民間金融機関より低利率の固定金利であり、貸出期間は15年から30年の長期に及びます。さらに返済は貸し付け2年後まで据え置きができます。このように、病院にとっては最も有利な貸手となります。

　そのため、WAMの審査は民間金融機関より厳密です。提出資料は多くなりますし、審査の期間も長いことが普通です。病院側の担当者、多くは事務長や経理担当者の労力は大きくなりますが、粘り強く食い下がらなければなりません。

　WAMは、社会的意義のある医療福祉事業に対して融資を行うことがその責務です。そのため、なんとかして貸せないかという視点で事業を見て

くれます。逆に考えれば、WAMが融資できない設備投資を、銀行の融資がついたからと実行することはかなり危険なのです。WAMの融資が受けられるか否かは、現在の病院の財務の健全性と新規事業の生み出す予想FCFの蓋然性のリトマス試験紙になるとも言えるでしょう。

　WAMからの融資は民間金融機関に比べて借り手に有利な条件に設定されますから、融資物件に対する第一抵当権はWAMが自動的に入る仕組みになっています。さらに驚いたのですが、経営が破綻した民事再生物件といえども、WAMからの借入金は圧縮されません。

　2012年に経営破綻した白鬚橋病院（東京都墨田区）を引き受けましたが、倒産時の負債総額は58億2千万円でした。その内訳は税金の未払いが2,500万円、社会保険料の未払いが5億6千万円、労働債権が1億4千万円ありました。それ以外に金融機関への借り入れが27億5千万円あり、その内容は民間金融機関からの借り入れが19億3千万円、WAMからの借り入れが8億2千万円でした。

　この経営破綻病院の引き継ぎは、当初民事再生法で行われることになっていました。民事再生法の場合は税金、社会保険料、労働債権は優先債権として保全され、金融機関からの借り入れは圧縮されます。

　民間金融機関の債権は19億3千万円から8億2千万円へ42.5％まで圧縮されましたので、WAMも同じくらいは圧縮するだろう、社会性の高い金融機関だから病院存続のために圧縮率は民間金融機関より大きくなるかもしれないと期待していました。ところがWAMはビタ一文、債務の圧縮には応じてくれません。それはおかしいだろうと思いましたが、WAMは「ウチの貸し出しはそういうものです」の一点張りでした。民事再生のために裁判所から指名されていた弁護士も同じ意見でした。

　会社更生法になれば事態は異なるのかもしれませんが、民事再生法ではWAMの債権は税金や社会保険料と同じように優先債権として保全されることを初めて知り、その後のM&Aにおいて良い勉強になりました。独立行政法人のなんたるかの勉強にもなりました。

　会社更生法に基づき病院が再建を目指す場合、元の経営者は経営から離脱し、管財人の管理下で更生計画を進めますが、民事再生法に基づき病院債権を目指す場合は、元の経営者が再生計画を遂行することが普通です。経営者が経営者としてとどまる民事再生なら、WAMの債権は減額しないということなのでしょう。

　なお、白鬚橋病院はクロージング直前に民事再生法から会社更生法に切り替えて経営を引き継ぎました。経営者が変わるのだから会社更生法でもよいのですが、そうなると本来は再入札です。民事再生法適応時の価格から債務の額を減じないという少しイレギュラーな方法で会社更生法を使用しました。白鬚橋病院はいわゆる「闇の紳士」の関与が多く、犯罪的行為もありましたので、経営交代後の憂いを断ち切るには、会社更生法のほうがよいという管財人弁護士の判断でした。

4）借り入れシェアを決める

　直接金融のできない医療法人、社会福祉法人においては、基本的に資金調達は金融機関からとなります。一般には資金調達額を決め、まずはWAMから調達できないかを考え、次いで主にお付き合いのある各金融機関を回り、借入限度額と金利を提案してもらい資金を調達します。ここでは市中銀行のみから借り入れを起こし病院を新築するケースを考えてみましょう。

　例えば40億円で病院を建築するとして、自己資金を10億円使用するなら、残りの30億円を金融機関から調達することになります。取り引きのあるA、B、C銀行を回り、担当者、時には支店長と相談をします。しばらくするとA銀行が20億円、固定金利1.0％、返済15年、B銀行が15億円、固定金利0.9％、返済15年、C銀行が10億円、変動金利TIBOR＋0.3％、返済10年などと、貸出限度額と金利、返済期間を提案してきます。

　病院の必要資金は30億円ですから、45億円も借りる必要はありません。金利と返済期間を見て有利な銀行から優先的に借り入れを起こすことにな

	貸出限度額	返済期間	固定金利	変動金利	借入額	返済額	金利
A銀行	2,000,000,000	15	1.0%	～	1,000,000,000	66,666,667	10,000,000
B銀行	1,500,000,000	15	0.9%	～	1,500,000,000	100,000,000	13,500,000
C銀行	1,000,000,000	20	～	0.8%	500,000,000	50,000,000	4,000,000
合計	4,500,000,000				3,000,000,000	216,666,667	27,500,000

※現在のTIBOは0.4%とする

①	貸出限度額	返済期間	固定金利	変動金利	借入額	年間返済額	年間金利額
A銀行	2,000,000,000	20	1.00%	～	1,500,000,000	75,000,000	15,000,000
B銀行	1,500,000,000	15	0.90%	～	1,500,000,000	100,000,000	13,500,000
C銀行	1,000,000,000	10	～	0.50%			
合計	4,500,000,000				3,000,000,000	175,000,000	28,500,000

②	貸出限度額	返済期間	固定金利	変動金利	借入額	年間返済額	年間金利額
A銀行	2,000,000,000	20	1.00%	～	2,000,000,000	100,000,000	20,000,000
B銀行	1,500,000,000	15	0.90%	～	1,000,000,000	66,666,667	9,000,000
C銀行	1,000,000,000	10	～	0.50%			
合計	4,500,000,000				3,000,000,000	166,666,667	29,000,000

③	貸出限度額	返済期間	固定金利	変動金利	借入額	年間返済額	年間金利額
A銀行	2,000,000,000	20	1.00%	～	1,000,000,000	50,000,000	10,000,000
B銀行	1,500,000,000	15	0.90%	～	1,500,000,000	100,000,000	13,500,000
C銀行	1,000,000,000	10	～	0.50%	500,000,000	50,000,000	2,500,000
合計	4,500,000,000				3,000,000,000	200,000,000	26,000,000

図表1-6-1　金利と返済額の例（①～③　TIBORは0.2％と仮定）

ります。

　まず、図表1-6-1の①のように金利が安く固定金利のB銀行から貸出限度額の15億円を調達し、残りの15億円を固定金利のA銀行から調達すれば30億円が集まります。これで全借入は固定金利となりますので安全性は高いと思います。

　しかし、FCFに余裕を持ちたい場合は、当面の支払金利が高いことは呑んで、②を選ぶこともあるでしょう。FCFに余裕があるのなら年間返済額は上がりますが、当面金利の安いC銀行からある程度借りるのもよいと思います。

　金利上昇のリスクはA銀行、B銀行の固定金利で抑えてあるので、安全

性は保たれているという考え方もできるでしょう。そうすれば③となります。

　私の場合、設備資金を借りる際はすべてではありませんが、借入総額の50％以上を固定金利にして、残りは金利の安い変動金利を使うことにしています。

　金利が上昇傾向にある時は、固定金利での借り入れシェアを増やすほうが安全かもしれません。

　気をつけたいのは、一番良い条件をつけてくれた銀行に一番利益が多くなるようにシェアを組むことです。

　この一番良い条件というのも実は難しいのです。FCFに余裕があるなら金利が安いことが良い条件ですし、FCFに不安があるなら返済期間が長いことが良い条件です。つまり、借り手の状況、投資案件の収益見込みによって、良い条件は変わるのです。

　しかし、借り手にとって一番良い条件を出してくれた銀行が一番利益が上がるようでなければ、今後の案件ではその銀行は良い条件を提示しても仕方がないと、本気で取り組んでくれないかもしれません。良い稟議を書いて、良い条件を引き出した担当者が報われないというのは、商売上の信義にもとります。

　さて、実際はこのような単純な図式になることはまれです。銀行は固定と変動の2種類の金利の提示をしてくることが多いですし、借入額が変わると金利も変わることがあります。例えば、20億円借りてくれたら金利は0.8％だが10億円だったら0.9％といった具合です。

　もう一つ、銀行には事情があるようで、現在病院に対する貸出額が一番である、すなわちメインバンクである銀行はメインであり続けようとし、二番手の銀行はメインになろうとする傾向があります。したがってシェア争いが激しい場合は、病院に有利な条件示されることもあるのです。特にシェア逆転を狙う二番手の銀行は驚くようなことをする場合があります。

　例えば、新規借り入れの申し込みを機に、他行の既存借り入れの自行へ

の借り換えを提案してくることもあります。私など、銀行は貸出先から予定の利益が上がればよいのですから、メインかメインでないかは特段問題ではないと思うのですが、銀行員であった岳父に「メインバンクって何か意味があるのですか？」と質問したことがあります。やはり、銀行にとってはメインバンクであることには意味があるそうです。それ以上聞かなかったのですが、もう少し聞いておけばよかったです。

　一般に過去に取り引きのなかった銀行に新しく融資を頼む場合は、銀行の対応は二手に分かれます。借り手の信用がない場合は貸出限度額も少なめで金利も高くなります。それでも必要資金が集まらない場合は、その条件を受け入れて借りなければなりません。逆に借り手の財務状況が良く、安全な借り手と判断された場合は、一気に貸し込んで銀行団の中のシェアを高くし、今後も長く付き合おうと極めて良い条件を出してくる銀行もあります。私は好条件を引き出せた場合はもちろん、一敗地にまみれた場合でも、このような駆け引きが嫌いではありません。経営の面白さをこんなところにも感じるのです。

5）シンジケートローンの功罪

　金融機関から融資を受ける場合、一般には投資計画を作り、借り入れを起こしたい銀行を回り、条件を聞いたうえでシェア割りを考え、資金を調達します。これが最も金利を下げられ、リスクも少ない方法ですが、これで資金調達ができない場合があります。

　取り引きのある銀行をすべて回っても予定の資金が集まらないということは、これはリスクが高い投資であるという証です。財務体質が不良であるのに新たな貸し出しを起こそうというのか、身の丈に余る巨額な貸し出しを狙っているのか、返済に必要なFCFが得られそうにないと銀行が判断しているのか、いずれかということでしょう。

　銀行は貸出金利で利益を上げることが仕事ですから、貸さないということは収益機会を逃すことです。それでも貸さないのは、この事業に突っ込

むと病院が潰れて貸出金が返ってこない、そこまでいかなくとも財務が極度に悪化し、銀行は貸倒引当金を積まねばならなくなり、収益が悪化するということなのです。

　それでも、経営者は自分の事業計画に自信があるのなら、乾坤一擲借り入れを起こさなければならないことがあります。その時に使う手として、一つは金利の高い商工ローン、ノンバンクを使う。もう一つはシンジケートローンです。

　過去に倒産した病院のM&Aを手掛ける中で、ノンバンクから借り入れのある病院の財務は、目を覆うばかりの惨状を呈しているものがありました。ノンバンクは金利や返済期間などで病院事業には適さないと思いますが、一方で、シンジケートローンは2回行ったことがあります。

　シンジケートローンとは、一つの銀行がアレンジャーとなり、多数の銀行から融資を集め、同一金利、同一返済期間で一本の借り入れのようにまとめる手法です。この手法は、アレンジを行う金融機関に対しアレンジメントフィーという初期費用が発生します。しかし、アレンジャーが事業計画書と返済計画書を持って多くの金融機関を回りますので、病院側が一度もお付き合いのない銀行からも、借り入れが起こせる場合があります。さらには、金利や返済期間も全金融機関で統一されますので、病院側は各銀行との個別交渉が不要となります。この融資は相対貸しよりもリスクのある融資で使われる手法なので、金利は高めに設定されます。さらに、コベナンツといって、貸出金を引き上げる条項が設けられます。コベナンツは、法人が赤字になった場合や自己資本比率が一定以下となった場合などいくつかの条項からなっており、これに抵触すると貸出金の引き上げが起こります。

　シンジケートローンは、運転資金に充当するものではなく、新規の大型設備投資に使われる手法です。シンジケートローンをまとめるとアレンジャーには大きなフィーが入りますから、担当行員は大きなポイントになるようです。

　また、銀行は半期ごとに決算がありますから、低金利時代は金利で稼ぐことより、各種手数料で稼ぐほうが効率がよいためか、アレンジメントフィーは銀行にとって魅力があるようです。

　経営者にとってシンジケートローンを使っての設備投資は、かなりの大勝負となります。シンジケートローンは貸し手がリスクと考えており、借り手が十分に勝算があると感じた場合に、初めて使われる手法と言えます。病院側もリスクが大きいと考えているなら、厳しいコベナンツ条項のあるシンジケートローンに手を出してはいけません。しかし、勝算が十分と考えるなら、トライする価値はあるでしょう。

　私は過去３回、シンジケートローンにチャレンジし２回成功しています。いずれも金融機関からの提案ですが、最初は2005年の伯鳳会リハビリテーション専門学校の建設、次は2007年の大型借入の借り換え時です。この２つはアレンジャーが都銀で、あまりリスクは感じませんでした。主導した銀行がアレンジメントフィーを取るためにまとめたようなものでした。

　最後の案件は、シンジケートローンを組成させようとして失敗した事例ですが、それを詳しく紹介します。

失敗したシンジケートローン

　伯鳳会グループは、2009年10月に社会福祉法人大阪暁明館を傘下に収めました。大阪暁明館は、当時すでに設立80年をすぎた歴史のあるキリスト教系の社会福祉法人で、病院には長い歴史がありました。

　しかし、長年プロの経営者が経営をしておらず、関西のキリスト教系の某大学OB会の中から理事長が人選されていました。過去に和議を出したこともあり、私が経営を移譲される数年前には外資系のファンドが一時経営権を所有、その後は医療物品の卸会社が経営権を持っていました。しかし、経営は全く好転せず、税金、社会保険料は長年滞納、債務超過は３億円にも上っていました。

　病院は２棟に分かれていましたが、本館は当時すでに築50年、新館も築

35年と老朽化・狭隘化が進み、許可病床は332床であるものの271床しか使用できず、さらに稼働率も上がらず惨憺たる有様でした。

　さて、大阪暁明館は大阪市此花区にあるのですが、競合病院であった同じ此花区内の大阪北市民病院の廃院が決まりました。当初４病院あった大阪の市民病院を効率化のため２病院に減じるという行政の方針が出たのです。しかも、北市民病院跡地に医療機関を作ると、北市民病院のベッド200床のうち150床を割譲するコンペを行うというのです。

　移転新築を模索していた大阪暁明館病院ですが、このコンペに参加することを希望しました。しかし、債務超過ではコンペの俎上にも載れません。そこで、大阪暁明館病院はコンペに勝つことができたら債務超過の解消のために、伯鳳会から３億円の寄付を受け、伯鳳会グループの傘下に入るという条件で医療法人伯鳳会を共同提案者としてコンペに臨みました。

　大阪暁明館は医療関係者が経営を行っていませんでしたし、共同提案者である伯鳳会は大阪では知られていませんでしたので、伯鳳会の経営者の顔見せの意味もあり、コンペのプレゼンターは私が行いました。

　事業計画が行政にとって好適であったことと、入札した地代が他より高額であったことが理由でしょう、数法人が競合したコンペに大阪暁明館・伯鳳会連合は勝利しました。

　さて、コンペに勝ったことは良かったのですが、コンペの条件として2015年までに北市民病院跡地に新病院を建設しなければなりません。大阪暁明館病院はすでに332床の許可病床を持ちますから、新しく割譲される病床を合わせると482床の大病院となり、建築面積は２万m²をかなり超えるはずです。建築資金・設備資金は50億円以上が必要と思われました。次なる課題はこの資金調達です。

　2015年に新病院は完成させなければなりませんから、着工は2013年中になります。これがかなり難しいことは当初より理解していました。経営改善が急務ですので、経営の実態をつかみ、人心を把握するためと、現実の医師不足解消にため、私は外科医として大阪暁明館病院の夜勤の業務に入

り、西九条駅横のビジネスホテルに寝泊まりしていました。日中は経営管理の会議や決済をやりながら、すぐに設計コンペに取り掛かりました。

　実は、ここまで大阪暁明館を経営していた医療材料卸会社が、某ゼネコンと建築計画を進めていたのですが、価格が高すぎるため関係を解消しました。そこで、新たに私の選んだ４社からの提案を受け、新病院建設は株式会社フジタが落札したのです。そして、フジタと詳細設計を進めながら、資金調達を始めました。

　大阪暁明館の過去の財務状況、赤字続きの損益計算書、さらに伯鳳会の支援を受けるまでは債務超過であったこともあり、貸し付けに関して、伯鳳会がお付き合いのある銀行からも全く色よい返事がもらえません。大阪暁明館に貸し出しのある銀行も、債務超過を伯鳳会からの資金注入で解消したばかりの大阪暁明館に大型の設備資金は貸しません。医療法人はたとえ理事長が同一人物であっても、法人外に貸し付けを行うことはできません。つまり、伯鳳会が資金を調達し、大阪暁明館に又貸しすることもできないのです。2015年には新病院を建てるのが大阪市との約束ですから、焦りました。

　途方に暮れていた時、大手ノンバンクからシンジケートローンの提案がありました。そのノンバンクがアレンジャーとして資金調達をすると言うのです。ノンバンクにそんな力があるのか半信半疑でしたが、任せてみることにしました。

　ノンバンクはシンジケートに参加してくれる銀行を求めて数カ月の間、関西一円、四国、中国にまで足を延ばしたようですが、残念ながらシンジケートをまとめ上げることはできず、手数料だけを手にして引き上げました。そのノンバンクは大阪暁明館に小額は貸すのかと思っていましたが、結局ビタ一文貸してはくれませんでした。

　さて、資金調達の目途が立たないまま建築計画は進んでいきます。1964年の古城外科病院64床を建設中に銀行の融資が止まり、心中寸前になった私の父母のエピソードが頭をよぎり始めました。これは相当マズいことになったと眠れぬ日々を過ごしていたところ、１年後に、付き合いのなかっ

た地銀から突然連絡が入り、建設資金の一部を融資したいと言うのです。なんとその銀行は30数年前に父に約束していた病院建設資金の融資を実行せず、父母を心中寸前にまで追い込んだP銀行だったのです。

　これが因縁というものでしょうか。亡くなった父が後押ししてくれたのでしょうか。とにかく私はP銀行に融資をお願いしました。

　銀行には何か特殊な情報網があるのかもしれません、その日を皮切りに堰を切ったように地銀、都銀が大阪暁明館病院に押し寄せ（本当に押し寄せという表現のとおりでした）、なじみのある銀行を中心に融資契約を結び、あっという間に資金調達は終了しました。

　なぜこのようなことが起きたのか。1年ほど前にシンジケートローンの組成を狙っていたノンバンクが、ありとあらゆる金融機関に大阪暁明館に大きな資金需要があることと、当時の大阪暁明館の財務状況を説明していたからだと推測しています。1年後の2010年度の大阪暁明館の決算を関西一円、四国、中国地方の銀行がどのようにして知り得たのかは不明ですが、もし、財務状況が好転すれば貸し込むチャンスがあると狙っていた銀行が少なくなかったのでしょう。地銀の一行が先陣を切ったとみるや、稟議がとおりやすくなったとみた担当者は、すぐに後に続いたのでしょう。あるいは、ノンバンクをアレンジャーとするシンジケートローンには乗れないが、相対取引ならやってもよいと秘かに考えていたのかもしれません。

　もし、シンジケートローンのアレンジャーにメガバンクが名乗りを上げてくれていたら、シンジケートは完成していたかもしれません。しかし、そうなると巨額のアレンジメントフィーが発生し、金利の交渉もできなかったでしょう。シンジケートローンが失敗したのは大阪暁明館にとって幸いだったのです。その後、長い時間をかけて福祉医療機構と交渉を続けてくれた大阪暁明館事務部長の努力が奏功し、事業団からの借り入れも決定しました。

　2009年に伯鳳会グループとなり、経営は大きく改善しました（図表1-6-2）。建築計画は資金調達の進捗を無視して最速で進めていましたので、新・

大阪暁明館2008～2013PL

単位：千円	2008年度	2009年度	2010年度	2011年度	2012年度	2013年度
医業総収入	4,501,259	4,103,682	4,638,817	4,858,829	5,210,370	6,704,648
医業費用	1,079,792	854,146	923,612	905,013	1,000,963	1,574,966
医業総利益	3,421,467	3,249,536	3,715,205	3,953,816	4,209,407	5,129,682
人件費	2,562,999	2,282,957	2,590,590	2,618,277	2,874,055	3,391,521
その他経費	690,065	642,697	533,173	687,133	720,088	978,942
減価償却費	273,920	209,403	178,518	219,252	206,533	668,167
一般管理費合計	3,526,984	3,135,057	3,302,281	3,524,662	3,800,676	5,038,630
医業利益	-105,517	114,479	412,924	429,154	408,731	91,052
医業外収入	80,328	364,408	57,777	81,124	84,460	110,900
医業外費用	107,879	140,573	91,015	76,416	107,955	132,379
経常利益	-133,068	338,314	379,686	433,862	385,236	69,573

伯鳳会寄付3億円　　　　　　　　　　　　　　　　　　　　　　新病院開院

図表1-6-2　大阪暁明館病院の損益計算書（2008年～2013年）

大阪暁明館病院は大阪市との約束の2015年の２年前、2013年に北市民病院跡地に無事完成しました。これも暁明館には幸いでした。免震構造の病院と看護師寮、保育所合わせて24,492m²を60億円で建てることができたのです。

　実はこの年が建設坪単価が底値の年で、この後、急激に坪単価が上昇に転じました。完成が約束期日の2015年なら、建築費用は５割ほど増えていたでしょう。財務が好転してから建築に取り掛かるのが正しい姿勢ですし、2015年完成の約束が１年、あるいはそれ以上遅れても、2015年度内に建設が開始されていればおそらく大きな問題にはされなかったと思います。しかし、私は新病院をよりアクセスのよい、周辺人口の多い北市民病院跡地に建設し、病床を拡張すれば必ずや病院の収入、利益、FCFは大幅に増加すると予想していました。

　したがって大阪暁明館にとって最良の財務改善は、新病院を一日も早く完成させることだと確信していました（図表1-6-3）。

　M&A直後から財務は好転していきましたが、新病院移転後は加速度的に良化しています。2010年には３億円の債務超過であった大阪暁明館病院は、2021年には自己資本比率50％超、月商の４倍の現預金40億円を持つ伯

大阪暁明館2013〜2021P/L

単位：千円	2013年度	2014年度	2015年度	2016年度	2017年度	2018年度	2019年度	2020年度	2021年度
医業総収入	6,704,648	7,067,051	7,620,138	8,102,839	8,911,762	9,108,289	9,280,009	9,642,257	1,160,654
医業費用	1,574,966	1,752,961	1,918,500	2,067,286	2,214,303	2,129,138	2,297,933	2,302,311	2,692,056
医業総利益	5,129,682	5,314,090	5,701,638	6,035,553	6,697,359	6,979,151	6,982,076	7,339,946	8,914,598
人件費	3,391,521	3,640,069	3,883,197	4,223,331	4,615,041	4,872,804	4,990,276	5,159,445	5,717,154
その他経費	978,942	887,287	986,015	1,001,223	1,051,194	1,085,128	1,058,806	1,104,682	1,145,860
減価償却費	668,167	541,001	460,389	373,858	362,801	312,041	333,634	335,540	388,857
一般管理費合計	5,038,630	5,068,357	5,329,601	5,598,412	6,029,036	6,269,973	6,382,707	6,599,667	7,251,871
医業利益	91,052	245,733	372,037	437,141	668,422	709,178	599,369	740,279	1,662,726
医業外収入	110,900	113,640	69,236	71,524	81,153	100,697	105,587	91,146	96,318
医業外費用	132,379	128,333	91,487	82,061	72,433	64,851	57,408	52,553	45,076
経常利益	69,573	231,040	349,786	426,604	677,143	745,024	647,548	778,872	1,713,968

図表1-6-3　大阪暁明館病院の損益計算書（2013年〜2019年）

鳳会グループ有数のキャッシュリッチな法人となっています。

　2013年の新・大阪暁明館病院開院式での大阪暁明館病院名誉院長の挨拶を忘れることができません。「新病院はお金があればできますが、ここで良い医療を行うことは、われわれ医療人の頑張りがなければできません」

　全くそのとおりなのですが、お金を作ることがどれほど大変だったことか、大阪暁明館に融資するために銀行の支店の担当者、福祉医療機能の担当者がどれだけ知恵を絞ってくれたことか。これも「我成す事は我のみぞ知る」ということでしょうか。

　タキシードを着ていた私は、パーティー会場となった大阪暁明館病院礼拝堂の隅で一人になりました。礼拝堂には讃美歌や牧師様のお説教を拡声するための装置があるのですが、私の趣味のオーディオを生かして、英国タンノイ社の15インチコアキシャルユニットを壁に埋め込み、真空管アンプで鳴らしていました。どちらも私が寄付したものです。私はそこで一人でビールを飲みながら、BGMとして私が選んだワーグナーのタンホイザー序曲を聴いていました。BGMには何枚かのCDを選んでいましたが、タンホイザー序曲がその中に入っていたのは、この曲を使った佐川急便のCMが心に残っていたからです。

　「こみ上げる気持ちにしかできないことがあります」

　医療界はアカデミズムが最優先される業界ですから、良好な経営を行っている経営者が業界内で高い評価を受けることはありません。しかし、経営者ほどやりがいのある仕事はないと私は思います。

6）金利キャップを考える

　金利キャップとは、変動金利で借りている病院と貸している銀行とが結ぶ契約です。

　例えば、病院は変動金利TIBOR＋0.4％で借りているとします。現在のTIBORが0.1％の場合は金利は0.5％です。しかし今後、TIBORが上昇すると金利が上昇します。病院がTIBORが0.6％以上になり、金利が1.0％以上になると都合が悪いと考えた場合はどうするのでしょうか。この時に金利キャップという方法があります。銀行と契約し、金利の上限を決めるのです。銀行はTIBORが0.6％以上になり、金利が1.0％を超えた場合も1.0％以上の金利は取らないと約束します。その代わり、一定の手数料を先取りしておくのです。

　病院は変動金利の上限を設けることで、金利が一定以上に達したらそこからは固定金利で借りているのと同じことになります。TIBORがさらに上昇し、仕上がりの金利が1.0％を上回り、返済期間の金利総額が銀行に支払った手数料を上回ることになれば、病院は金利キャップ契約を行ったことで経済的な利益があります。

　銀行はTIBORが0.6％に達せず、仕上がり金利が1.0％以下の場合は手数料を総取りできます。もし、金利が1.0％に達しても、それが短期間、あるいは上限を超える金利が少額の場合は利益が残ります。1.0％超が長期間続いたり、TIBORが急上昇した場合、銀行は損失を被ります。つまり、金利キャップは病院のかける保険のようなものですが、実はTIBORがいくらになるかを病院と銀行が互いに予想しあい、二者で行うギャンブルという性格を持ちます。

　金利に関して安全性を保ちたいのは病院経営者の望みですが、同時に支

払金利は少ないに越したことはありません。変動金利は固定金利より安いので、最初に融資を受ける時に固定金利で借りる額と変動金利で借りる額のシェアを決めて、安全性と金利額のバランスを見ながら融資を受けています。したがって、これまでに返済期間の途中で金利キャップ契約を行い、変動金利を疑似固定金利化したことはありません。

　目論見が外れてTIBORが急上昇し、変動金利が大幅に上がっていく懸念がある場合に、銀行に金利キャップを申し込んだらどうなるでしょうか。銀行はそれを受けるはずはありません。もしくは上限金利を極めて高い値に設定するでしょう。実際問題として、TIBOR急上昇懸念のある時に金利キャップ契約を結ぶのは困難だと思います。

　過去に銀行から何度も、金利キャップの提案を受けたことがあります。いつもTIBORが安定している時期でした。銀行の担当者は「今は安定していますが、いずれTIBORは上がります。しかし、いつから上がり始めるかはわかりません」と言います。この発言のどこにも間違いはありませんが、銀行は当面TIBORは上がらないと確信している時にしか、金利キャップの提案をしてきません。実際にTIBORが上がってしまうと損をするのは銀行です。

　金利キャップは、TIBORを予想するギャンブルです。お金のプロでない病院がプロ中のプロである銀行と、お金を競馬馬にして賭けを行ったところで勝てるはずがありません。金利の安全性と金利額の低減のバランスを取って、借り入れを組むのは借り入れ当初に行うべきです。一旦借りたあとは、金利キャップのようなギャンブルにのっては、さらにお金を失うばかりです。

7）保証人は経営者の力の源泉

　金融機関から借り入れを起こす場合、日本の商習慣として借り入れを起こす当事者が法人であっても、経営者に個人補償が求められるのが普通です。上場企業、大企業では異なりますが、中小民間医療法人ではこれが当

然になっています。しかし、保証人制度は企業が倒産した場合、経営者が一緒に破産するため再起が困難になるとして、問題視する傾向もあります。

　20年余り前は保証人として経営者のほかにもう１人の合計２人を立てることが常識でした。経営者の配偶者や後継者となる親族（多くは長男）が連帯保証人になっていました。私も医学部入学後は、父の借り入れに際してもれなく連帯保証人になってきました。その後、経営者以外にその責任を問うのは問題ということで、医療法人では連帯保証は見られなくなったようです。

　さて、伯鳳会グループには500億円に近い有利子負債がありますが、私は借り入れのすべての連帯保証人となっています。もし、伯鳳会グループが経営破綻した場合は、私は500億円の負債を返済する責務を負います。しかし、これほどの債務が個人で返済できるはずはありません。若い医師でも自力で返済できるのは２億円が限度でしょう。還暦をすぎた私なら、老健の施設長か回復期リハ病棟の病棟医くらいしかできませんから、１億円はおろか5,000万円でも返済できないと思います。

　つまり、借入金の保証人は借入額が２億円を超えると無意味なことがわかります。返済不可能な以上、自己破産しかありませんから。銀行もそんなことは百も承知で私を保証人に取ります。それは商習慣であり、また、返済できなければ破産ですよと一定の覚悟を経営者に求めているのだけなのです。

　銀行保証を嫌がる経営者がいます。確かに病院が倒産したら自分も破産しなければいけませんから、社会的な死を迎えることは確かです。しかし、病院が倒産した後で再起して、もう一度起業しますか？　私にはそんなガッツはありません。自己破産して社会の片隅で細々とご飯をいただけるだけお金をもらい、ひっそりと生きていきたいです。

　保証人になるということは、病院の中での自分の立ち位置が明確化され、ガバナンスの強化につながると思います。医療法人は公益性が重視されますから、出資者という概念が不明確です。配当はありませんし、法人の意

思決定は社員の持ち株比率では決定せず、一人１票の理事会で決まります。理事会には医療機関の長を理事として必ず入れる規則になっているので、複数の病院や診療所を有する医療法人では理事会の人数が膨れ上がり、その過半数をコントロールすることは困難です。また、親族比率の要件もあり、実質的には出資者が持分を100％持っていたとしても、経営のガバナンスを持つことは理論上は不可能です。

　さらに、最近は社会医療法人、認定医療法人など持分を放棄する医療法人が増えています。その一番の理由は相続対策でしょう。医療法人が順調に成長を続けると、その相続には多額の相続税がかかるようになりますが、医療法人には配当がないため、そのキャッシュを出資者が貯蓄することもできず、株は無配当であるため、経営権を譲る意図がなければ一部の株を売却して現金化することもできません。

　伯鳳会グループには３つの医療法人（伯鳳会、五葉会、積仁会）がありますが、私に火急のことがあれば相続困難となるため、一番大きな規模である伯鳳会の持分を放棄し、認定医療法人に転換しました。伯鳳会の病院の一部を事業譲渡で売却しキャッシュに変えれば相続税は捻出できると思うのですが、せっかくここまで成長させた伯鳳会を相続のために切り売りするのも残念なので、認定医療法人に転換したのです。あとの２医療法人である五葉会と積仁会は状況に応じて相続税を払い相続するもよし、認定医療法人に変更するもよし、他の医療法人や事業会社に売却するもよしという考えです。

　このように、出資持分すらなくなった経営者がガバナンスを保つには、借入金の保証人になることは極めて有効なのです。私を経営から引かせるということは、次の経営者が500億円の保証人になるということなのです。経営者が変更された後に経営状態が変化しないという保証はありませんから、この500億円の保証人になることは、かなりリスクがあると思います。経営破綻に至ったら、後継者は自己破産です。それまでに他の医療法人に病院を売り払ったり、一部の事業を切り売りして経営破綻を免れたとして

も、損失を被ることは間違いないでしょう。

　医療法人は上場企業ではありませんから、TOBを仕掛けられるような敵対的買収にさらされることはありません。経営者の同意がなければ買収されることはないのです。しかし、理事会で多数を握られ、経営権を奪われる、理事長を解任される事件は社会医療法人など、持分を放棄した医療法人で近年頻繁に見られます。病院の公益性が高まるほど、法人の巨額な有利子負債の保証人をしておくことが、法人のガバナンスを維持するためには大いに意味があることだと思います。従業員にとっても、誰が最終的な経営責任を取る人物かが明確になります。借入金の保証人になることこそが、病院にガバナンスを効かせるための最大の力の源泉だと私は思います。

第七章　保健・医療・福祉複合体について

　伯鳳会グループの経営戦略の考え方を紹介します。

　われわれの経営戦略実現の方法は、地方都市では日本福祉大学名誉教授二木立先生が最初に提唱された「保健・医療・福祉複合体」の確立であり、都会地では医療連携、介護連携を中心とした連携医療の確立です。進出地域の多くではM&Aと医療連携を用いた業容拡大を戦略としています。ここでは「保健・医療・福祉複合体」について紹介し、M&Aに関しては第二部に譲ります。

　伯鳳会グループの戦略は、創業地である兵庫県赤穂市は、三方が海、一方が山に囲まれた人の出入りの少ない地方小都市であるため、「保健・医療・福祉複合体」戦略を用いています。

　保健・医療・福祉複合体戦略を用いるのに適した地域は、言葉は悪いですが患者の囲い込みが容易な地理的条件を備えた地域です。しかしそのような地理的条件があっても、その地域で一定以上の規模を有さない場合は複合体を目指すのは容易ではありません。地域の急性期医療をある程度担っており、そこから保健、福祉に広げていくことは可能ですが、慢性期医療、介護施設から川上の急性期医療に拡大していくことは難しいと思います。

コラム

保健・医療・福祉複合体の優位性を論じる
医療法人伯鳳会　社会福祉法人玄武会　理事長　古城資久
（転載：病院経営（産労総合研究所発行）2009年2月20日号　No. 403）

1　地域完結型医療と地域包括型医療
　よりよい医療を国民に広く提供するためのシステムとして、過去

20年間にわたり地域連携を用いた地域完結型医療が推奨されてきた。近年、医療圏の概念に多少の変動がみられるが、その骨子は医療圏と称する一定の地域内に存在する医療機関の診療機能を整理して、互いに連携を行い、地域内で多種多様な疾患、医療ニーズに応えようというものである。

医療圏の範囲は疾患の種類によってやや異なることが、基本的には第二次医療圏が想定されてきたようである。

現在、日本には300を超える第二次医療圏が制定されており、人口密度の違いや過去の経緯によりその規模はさまざまであるが、モデルケースとしては人口30万人程度が居住する地域となっている。

地域完結型医療を行うための手段として、医療機関の機能分化が推奨されている。機能分化により各医療機関が人的資源、医療機器、コストなどをおのおの異なった分野に集中配置することで、各機能の質の向上を図り、各医療函の医療レベルの向上を果たすというものである。

昨今の医師不足、看護師不足、医療費の削減に象徴されるように、医療資源に限りがある以上、その効率的使用は当然であり、一つの解として地域完結型医療が期待されることは分かる。しかし、この理念を医療現場に展開するうえではさまざまな障害があり、必ずしも期待されるほどの効果を上げていないのではないかと懸念している。効果を上げられない理由として、以下の5点があるのではないかと考えている。

1）二次医療圏の広さ、人口分布はさまざまな形があり、連携医療の容易でない地域がある。

2）機能分化により医療拠点が減少することによる弊害がみられる。

3）機能分化の基本が、急性期、回復期、慢性期、介護期と、病態、

病期による輪切りとなっている。

4）機能分化により逆に医療のムダ、非効率が増加する場合がある。

5）経営主体が異なる医療機関では、患者の視点に立った連携がなされない場合がある。

　地域完結型医療に対する医療として、地域包括型医療というモデルがある。これは１つの経営主体が、急性期、回復期、慢性期、介護期のすべての病態に対応できる機能を備え、同一の利害関係のもと、１人の患者に一連のサービスを提供するという形態である。地域性があるが、多くのケースで地域完結型医療よりも地域包括型医療が優れている場面が多いのではないかと思われ、地域完結型医療の困難性と比較しつつ論じたい。

2　地域完結型医療の困難な地域とは

　全国には300を超える第二次医療圏があることは述べたが、日本最大の医療圏は名古屋市と聞いている。人口200万人以上が１つの医療圏に指定されており、背景人口の多いこともあり、数多くの多様な医療機関が存在する。当然ながら人口密度、医療機関の密度もともに高く、医療機関へのアクセス性は高い。このような都市型の医療圏では、機能分化と地域連携による地域完結型医療は可能であると考える。

　しかしながら、全国の医療圏のうち、都市型医療圏、すなわち人口密度、医療機関密度がともに高く、医療機関の機能分化が進んだ場合も、アクセス性に大きな瑕疵の生じない医療圏は、やや乱暴な言い方をすれば100程度、日本の人口の半数が居住する地域にすぎないのではないか。残りの200程度の医療圏、日本の人口の残りの半数が居住する医療圏は、半径30km程度、あるいはそれ以上の地

域に10数万〜30万人が居住している過疎の地域である。当然、医療機関の数、密度ともに低い。このような地域は鉄道、道路などの整備も不十分な場合が多い。

　機能分化とは、各医療機関が持てる医療機能の一部を捨てることである。したがって、病態によって、あるいは疾病によっては地域におけるアクセス性が低下することは否めない。

3　医療拠点の減少による弊害

　最近、夕張市、忠岡町、松原市、銚子市と、自治体立病院の閉鎖が立て続けに報道されている。その地域では必ず病院消失による医療機能の喪失が問題となり、議会での首長の責任追及や住民による病院存続運動が起こっている。閉鎖される自治体病院は必ずしも過疎地の病院ばかりではないにもかかわらず、また、閉鎖される病院が必ずしも活発な医療を行っていなかったにもかかわらず、医療機能の喪失は住民に深刻な不安を与えるようである。

　急激な機能分化、特に自然発生的な機能分化ではなく政策誘導による機能分化は、地域医療にひずみをもたらす場合がある。兵庫県北部において、医師不足による医療機能の低下を解消すべく、公立病院間で医師の移動を行い、拠点病院に医師を集約する試みが行われた。しかし医師を引き上げられた地域の医療機能の低下、アクセス性の低下に加え、医師を引き上げられた病院の採算悪化がみられ問題となっており、成功事例とはいいがたい状況にあるときく。

　広い地域に、機能分化し各機能においては質の高い病院が点在することよりも、ある程度広い範囲の医療を受け持つことのできる地域包括型医療機関が、一定以上の質で近隣に存在することが、地域の医療ニーズや安定には貢献できる場合がある。

　すでにしていわれているように、「待てる急性期」であるがん診療などは、第二次医療圏を越えて患者の移動が行われており、第二次医療圏内で機能分化による集約化と質の向上をどの程度まで行うべきかには議論がある。「待てない急性期」である救急医療においても、地域のニーズは救命救急センターに代表される高度救急だけではなく、一次、二次救急病院の救急返上による救急現場の混乱の解消にあり、救急機能のアクセス性向上への要求は高い。

　机上の空論的な機能分化、連携医療、地域完結型医療は一般疾病におけるアクセス性の低下を招くことは否めない。アクセス性は医療においては質と同様に重要視される点であり、特に地方においては地域包括型医療機関の存在意義は大きいと考える。

　現在、地方においては急激に高齢化が進んでいる。高齢者となるほど疾病の治療、管理にはアクセス性が重視される。地域に一定程度の急性期診療機能、多様な医療介護機能を残すことは現在以上に重要視されると思われ、いきすぎた機能分化は弊害が多いと考える。

4　病態、病期による機能分化は適切な機能分化といえるか

　地域完結型医療における機能分化は現在のところ急性期、回復期、慢性期、介護期と病態別の分化が想定されている。医療密度の高い地域においては、同じ急性期でも循環器、脳血管疾患、がん、小児・周産期など疾病別の機能分化のみられる地域もあるが、全国的にみれば平均的な姿とはいえず、急性期医療は大型急性期病院に集約されている場合が多い。

　病態別の分化と異なった分化の方法として、臓器別診療、臓器別機能分化と呼べる医療機能分化がある。整形外科領域や脳血管疾患領域において以前よりみられていた形態である。

　例えば、脳卒中においては超急性期、急性期、回復期、慢性期、介護期を１つの病院、もしくは併設する介護施設を用いた１つの事業主体で完結する医療がある。本誌378号（2007.12.20）p 25〜31の美原記念病院、美原盤他の論文に詳しいが、病態で輪切りにする医療よりも臓器別で縦割りとし、医療の継続性を確保するほうがより良好なアウトカムを期待できるのではないか。

　整形外科領域においても同様に、超急性期、急性期、亜急性期、回復期の医療を同一の病院、もしくは同一経営主体の関連病院で行い、良好な成績をあげ、地域の信頼を築いている病院は枚挙にいとまがない。

　急性期のみならず回復期においても、整形外科領域のリハビリテーション、脳血管疾患のリハビリテーション、心臓疾患のリハビリテーション等はかなり内容が異なっており、病態別、病期別の機能分化より、臓器別機能分化がよりよいシステムである可能性が高い。

　現在の地域完結型医療が病態、病期別の輪切りによる機能分化と連携を目指している以上、質の向上とトータルの質管理に問題は多いと思われる。

　機能分化による質の向上は、病期病態別機能分化より、臓器別疾患別機能分化により期待できるのではないか。さらに踏み込めば、病期病態別機能分化は質の低下を巻き起こす懸念すらあると考えるがどうであろうか。

　質の向上の点でも、一貫した品質管理の可能な地域包括型医療が、地域完結型医療に比して優位性があるとはいえないだろうか。

5　機能分化により逆に医療の無駄、非効率が増加してはいないか

　以下に、われわれ伯鳳会グループ（以下、伯鳳会）の医療機能と

　患者の流れ、効率性を検討する。伯鳳会には姫路市、明石市の病院も含まれるが、以下の資料は地域包括型医療グループとして運営されている赤穂市内の医療介護機能のみにて論じている。

　まず、伯鳳会の運営されている地域から紹介する。西はりま医療圏（竜野市、相生市、赤穂市、赤穂郡、佐用郡、宍粟郡）の西端に位置する兵庫県赤穂市は人口約5万1,000人、高齢化率21％の地方都市である。夜間人口が昼間人口より多く、2年前より人口は緩やかに減少に転じている。

　西はりま医療圏は総人口約20万人、東西40km、南北80kmの広さを持ち、東西のアクセスは比較的よいが、南北はきわめて悪い地域である。200床以上の急性期病院は、伯鳳会赤穂中央病院のほかに赤穂市民病院、宍粟総合病院を数えるのみである。

　伯鳳会は表1のごとく急性期病床（ICU2床、SCU3床を含む）、回復期リハ病棟、特殊疾患療養病棟、医療療養病棟を有しており、おのおのの稼働率、急性期病棟の平均在院日数はきわめて良好に推移している。表2に示すように入所介護施設、通所介護施設、通所施設等の利用率も良好であり、このほかに訪問看護441件/月、訪問

		4月	5月	6月	7月	8月	9月	10月	平均
新規入院数		334	329	368	372	328	321	360	344.6
病床稼働率	全体（293床）	100.8%	100.6%	100.3%	98.6%	101.0%	96.6%	101.9%	100.0%
	一般（190床）	103.2%	103.9%	105.3%	104.4%	104.5%	99.3%	105.9%	103.8%
	回復期リハ（42床）	104.8%	97.9%	90.2%	87.1%	99.5%	93.3%	101.7%	96.4%
	特殊疾患Ⅰ（33床）	82.5%	87.1%	85.3%	80.7%	84.3%	83.8%	80.9%	83.5%
	医療療養（28床）	99.5%	98.2%	99.3%	98.1%	99.5%	98.2%	98.6%	98.8%
一般病床平均在院日数	（直近3カ月）	16.8	17.0	16.5	15.9	15.6	15.8	16.8	16.4

表1　赤穂中央病院、赤穂伯鳳会病院稼働状況

	4月	5月	6月	7月	8月	9月	10月	平均
介護老人保健施設（98床）	99.5%	100.8%	100.2%	99.8%	100.6%	100.3%	99.5%	100.1%
介護老人福祉施設（62床）	96.2%	96.3%	95.4%	98.0%	98.9%	97.3%	98.1%	97.2%
グループホーム（18床、4月開所）	63.1%	97.1%	96.8%	96.9%	94.4%	94.4%	93.5%	91.9%
小規模多機能①（25人）	88.0%	88.0%	88.0%	88.0%	80.0%	72.0%	80.0%	83.4%
小規模多機能②（25人、4月開所）	32.0%	76.0%	92.0%	88.0%	100.0%	100.0%	104.0%	84.6%
通所介護①（40人、週6日）	84.8%	87.4%	84.1%	89.2%	87.6%	94.9%	92.0%	88.6%
通所介護②（60人、週7日）	75.1%	77.0%	75.7%	77.5%	68.9%	75.8%	76.6%	75.2%

表2　赤穂市内介護施設稼働状況

介護1,612件/月、訪問診察、訪問リハ、福祉用具販売貸与など在宅サービスも盛んに行っている。

　赤穂市内に限定しても伯鳳会トータルの経営数値はきわめて良好に推移しており、教育（西はりま医療専門学校）を除いても、今年度の総売り上げは80億円、経常利益13億円、経常利益率16％を予想している。

　一般的に、急性期病棟の病床稼働率が85％を超えると、救急患者、紹介患者などの受け入れに支障を来し始めるとの意見を散見する。伯鳳会の急性期病床稼働率は103.8％に達しているが、急性期入院は連日安定的に受け入れており、そのほかの病床、介護施設の稼働率も高水準にある。

　このような高水準の稼働率の達成は、地域包括型医療グループとして患者の一括管理、施設の一括管理を行っているためである。タイムラグのない病棟移動、施設移動、在宅移動を達成するためにはおのおのの医療介護ユニット間の情報共有が欠かせないが、伯鳳会は電子カルテと法人内LAN敷設にてそれを達成している。

　表3に、今年度4月から10月の各介護施設から赤穂中央病院への入院患者数、表4に、同期間の赤穂中央病院から各介護施設への入

	4月	5月	6月	7月	8月	9月	10月	合計
介護老人保健施設（98床）	4	2	5	7	3	6	2	29
介護老人福祉施設（62床）	3	1	4	7	2	0	0	17
グループホーム（18床，4月開所）	0	0	0	2	0	0	1	3
小規模多機能①（25人）	0	2	0	0	1	1	1	5
小規模多機能②（25人，4月開所）	0	0	2	0	1	0	1	4
通所介護①（40人，週6日）	2	2	2	0	1	3	1	11
通所介護②（60人，週7日）	1	1	1	1	0	0	3	7
訪問看護・介護	2	2	2	6	5	5	5	27
合計	12	10	16	23	13	15	14	103

表3　各介護施設から赤穂中央病院への入院数

	4月	5月	6月	7月	8月	9月	10月	合計
介護老人保健施設（98床）	5	3	2	4	1	4	2	21
介護老人福祉施設（62床）	0	1	2	1	1	1	0	6
グループホーム（18床，4月開所）	1	0	0	0	1	0	0	2
小規模多機能①（25人）	0	0	1	0	0	1	2	4
小規模多機能②（25人，4月開所）	3	3	3	2	0	2	1	14
通所介護①（40人，週6日）	0	1	1	1	1	1	0	5
通所介護②（60人，週7日）	0	0	1	0	1	1	0	3
訪問看護・介護	5	3	5	5	4	4	2	28
合計	14	11	15	13	9	14	7	83

表4　赤穂中央病院から各介護施設への入所、紹介数

所者数を示す。いずれも突出して多いわけではないが、この患者、利用者が実は病棟稼働率、介護施設稼働率を高水準に保つための鍵となっている。

　各病棟看護師長はほかの機能を持つ病棟の稼働状況を常時把握しており、病院の看護部長、各介護施設の責任者は病院、各種介護施設の稼働状況を把握している。さらに、病棟・施設移動の起こりそうな患者・利用者のカルテは、各自が電子カルテを通じてウォッチしており、相互に声をかけ合ってジャスト・オン・タイムの移動を心がけている。トヨタ自動車の生産ラインで用いられているカンバン方式に近い。

　経営主体を超えた、一地域一患者一カルテシステムの構築は叫ばれて久しいが、個人情報保護、医療機関間の利害関係ベンダーの違い、さらにコストの面で画餅にすぎない。今後も紹介状を中心とした連携が続くと考えており、連携タイムラグを解消するITの構築は困難であろう。また、次項に述べるが、利害関係の対立する場面のある地域連携は、各医療機能間で患者の「選り好み」は避け得ず、患者移動のタイムラグ、最適医療、介護の提供に支障を来すことは避け得ない。

　病床数、介護老人保健施設入所者数、介護老人福祉施設入居者数は行政により管理されているものであり、各事業主体に付託されているにすぎず、事業主体の固有財産と考えることは適当でない。したがって、付託された医療機能を十分に使いきることは、各事業主体の社会に対する義務である。医療機能、介護機能のフル稼働が可能な地域包括型医療には、その点からも優位性がある。

　また、医療機能、施設が常時フル稼働しておらず、稼働状況に変動があることは、各機能、施設に「手待ち」要員が発生していることを意味する。医師、看護師をはじめとする医療スタッフ、介護要員の人手不足が深刻になる中、稼働状況の変動が少なく、手待ち要員の発生しづらい地域包括型医療・介護はやはり優れている。

　さらに、医療介護は労働集約型産業であり、固定比率の高い事業である。したがって損益分岐点は高く、その代わり分岐点を超えると急激に利益が増え始める（同時に分岐点を下回ると急激に損失が増加する）ことは、周知の事実である。医療介護における損益分岐点とは稼働率にほかならず、伯鳳会が高収益を上げている最大の要因は、この稼働率の高さにある。

　高収益を上げることは、再投資による医療介護サービスの質の向

上に役立てることができ、社員の処遇の改善、経営の安定にも通じる。さらにいえば、公的給付による収入がその90％を占める医療介護事業においては医療給付費、介護給付費の削減にも耐えられること、医療・介護費の適正化に寄与できることを意味する。

　医療介護の継続性を注視する場合、質の向上とともに収益性の向上、原価の削減は大きな要素であり、それを達成し得る業態こそ地域包括型医療・介護ではないか。

6　経営主体が異なる医療機関に、患者の視点に立った連携ができるのか

　地域連携の現場で常に問題となることが２つある。１つは「紹介される患者と紹介してもらいたい患者」のミスマッチ、もう１つは「患者の行きたい病院と紹介元の行かせたい病院」のミスマッチである。

　まず、「紹介される患者と紹介してもらいたい患者」のミスマッチであるが、急性期病院は一定の在院日数を超えた患者、DPCならば入院期間IIを終えた患者は一般的にできるだけ速やかに退院させたい。自宅退院が不可能な場合は、亜急性期、回復期、療養期などの機能を有する連携病院への紹介、あるいは入所介護施設への入所を速やかに行わなければ経営が成り立たない。

　これに対して連携病院、介護施設には自院に適した患者像がある。回復期リハを有する病院はリハの効果が上がる患者でなければ受け入れられず、重症者なら回復の見込まれる患者が欲しい。なぜならば、現在は在宅復帰率、重症患者受け入れ率、重症患者回復率によって診療報酬が評価されるからである。したがって、回復の見込みの薄い重症者であるがリハを希望する患者、あるいはリハに望みをか

ける患者の受け入れが難しくなっている。

　また、医療療養病棟を有する病院は、現在、医療区分、ADL区分の高い患者を受け入れねば報酬が上がらず、医療区分、ADL区分のマトリックスにうまく乗らない医療度が高く手間のかかる患者の受け入れには困難がある。

　介護施設は看護師の不足もあり気管切開、胃ろう、感染症など医療度の高い患者を受け入れにくい。

　患者特性を吟味すれば、それにふさわしい病棟、施設は存在するはずだが、これを特定し、転院、転所に至るにはかなりの労力を要し、かなりの時間を必要とする場合が多い。

　次に、「患者の行きたい病院と紹介元の行かせたい病院」のミスマッチであるが、最初に起こる問題は、患者、家族が転院を希望されない場合である。患者が現在の病院に入院しているのには、多くは理由がある。その病院を信頼している、馴染みがある「かかりつけ」である（あるいは「かかりつけ」と思っている）、アクセスがよい、などがあげられよう。

　これに対し転院、転所を勧められた紹介先病院には上記の理由がない。患者によかれと考えての転院の勧めであっても、多くは「追い出される」というネガティブな感情を持たれる。これを説得、納得してもらうためには、やはり一定の労力と時間を要することが多い。

　このように地域連携を用いた地域完結型医療には、現場での困難が多い。その解決には労力と時間を要するだけではなく、患者には不満の残ることが少なくない。

　そもそも医療・介護がサービス業である以上、アフターケアのない「売りっ放し」の商法が顧客に喜ばれるとは考えがたい。地域連携パスなど、アフターケアの品質を向上するための施策はあるもの

の、経営主体が異なり、時に利害が対立する医療機関・介護施設に患者本位の良好なアフターケアが常に提供されるというのは幻想にすぎない。

これに対し、地域包括型医療では1人の患者の全治癒過程に責任を持つ形態であり、提供できる質に不安のない限り、法人外への患者紹介は想定していない。確かに質の向上には機能分化は有効であるが、1つの経営主体の中で機能分化を行うことで、質の維持、向上は十分に可能である。

医療機関には患者の病期、病態により患者の移動を速やかに行える利点があるとともに、患者にはサービスの継続性維持に対する信頼感がある。サービス提供者、享受者のいずれにも、満足度の高いシステムを構築できる。

患者移動は患者へ提供できる自院のサービスの限界から起こるものであるが、同時に自院が現在の機能で最大の利益を上げるためにも行われている。経済的理由による患者・利用者移動があることは周知の事実である。

地域包括型医療は、たとえある段階で収益を落としても、全過程を経て最終的に収益を上げることができるため、患者・利用者にとってもサービス途絶の不安がなく、医療提供者にとっても倫理観を満たす行動がとれ、ストレスの少ない事業形態であると考えている。

以上、地域包括型医療サービスには多くの優位性がある。機能分化、専門特化、選択と集中といった流行語に惑わされず、われわれは、地域包括型医療の深化による患者本位の良質な医療を追求すべきであると考えている。

（原文ママ）

第八章	民間中小病院の経営者への直言

1）経営で大切なこと

　ある医療雑誌の対談で、「民間病院の経営で一番大切なことは何ですか？」との質問を受けました。私は「財務諸表（損益計算書、貸借対照表、資金繰り表）の職員への全公開です」と回答しました。

　民間病院の中で財務諸表を職員に公開している病院は増えてきたようですが、まだ多数派ではないと思います。民間病院の経営会議といえば、病床稼働率、外来患者数、日当点、新規入院患者数、平均在院日数、紹介患者数、逆紹介患者数、救急車搬入台数などの推移を述べ、その問題点や解決法を論じることがほとんどではないでしょうか。これらはすべて重要なことですが、その真の動機、必要性を知らずして、各種数字の達成に真剣に取り組むことなどできません。

　経営は必要な年間フリーキャッシュフロー（FCF）の算出から始まります。まず、借入金の年間返済を上回る最低限のFCFがなければ経営は破綻します。それには、減価償却費＋税引き後利益がいくら必要なのかを知ります。さらに成長を期するなら現在の減価償却費を上回る減価償却費が必要な設備投資（建築、大型医療機器）を行わねばなりません。それ以外にも診療科の拡大やM＆Aを行うための費用なども必要な場合があります。それらを勘案したのち、必要なFCFを得るための年間の経常利益がいくらかを計算します。

　次に、その経常利益を得るためには、現在の固定費と固定比率から必要な医業総収入の額を導きます。その総収入を達成するためには外来で上げるべき収入、入院で上げるべき収入を計算し、病棟稼働率、日当点、外来患者数などの必要数値を計算します。それらの数値が達成困難と判断された場合は医業原価比率を下げられないか、固定費を下げて損益分岐点を下げられないかを考えます。その吟味が済んだ後、再度必要な経営数値を達

成するための病棟稼働率、外来患者数、日当点、新規入院患者数、平均在院日数、紹介患者数、逆紹介患者数、救急車搬入台数などの各論に入るのです。この作業を何度か繰り返すうちに経営計画の数値目標は煮詰まっていくのです。

　現場は各論を達成すればよいのだから、それまでのプロセスがブラックボックスでもよいではないかと考える人は経営者としては素人だと思います。

　民間病院の経営者は羊の集団を率いて戦うほかはないと述べました（第4章参照）。しかし、羊が本当に戦うのでしょうか。羊のままでは戦えません。彼らをBlack sheep、闘う羊に変身させる必要があります。その最大のポイントは彼らの中に戦う動機をつくることです。これは大げさかもしれませんが、職員がなぜ稼働率を5％増やさなければならないのか、日当点を100点延ばさなければならないのか、自らが考え腑に落ちる資料を明らかにし、その思考プロセスを導くことは経営者の重大な仕事です。そして、これが達成されたBlack sheep軍団は容易なことでは敗北しません。

　経営者の仕事はどの山に登るのかを指し示すことと、職員にその山を征服する動機を与えることです。なぜ征服しなければならないのか、征服すればどのようなよいことがあるのかを知れば動機が与えられ、多くの羊がBlack sheepに姿を変えます。頑張れがんばれと言われて頑張るのは中学生までです。高校生になれば頑張る動機が明らかでなければ頑張れません。大人はさらにそうでしょう。経営者は職員を対等な人間と考え、共に戦うチームとしなければなりません。それには経営情報を共有することが極めて大切です。職員を対等なパートナーと見ない経営者はそれなりの経営成果しか上げられません。

2）人をまとめるということ

　私の経営者としての思考と手法は、高校時代、社会人時代、合わせて13年間のアメリカンフットボール選手としての活動で確立されました。

　私が高校時代、NFL（全米プロフットボールリーグ）はピッツバーグ・

スティーラーズが全盛を極めていました。攻撃の中心はクォーターバック（攻撃の司令塔）のテリー・ブラッドショーでした。ブラッドショーはドラフト1位指名を受けた鉄砲肩の頑強な選手で「ライフルマン」とあだ名されていました。

　ブラッドショーが攻撃の中心選手として素晴らしい結果を残すことができたのは、彼のチームメイトへの姿勢でした。彼はチームメイトの力を最大限に発揮させるマネジメント能力に優れていたそうです。プレーを丁寧に解説し、なぜそうするべきか、そうすればどのような結果が期待できるのか、どの場面でそのプレーをやるべきかなど、丁寧にチームメイトに説き、オフェンスプレーヤーたち全員がその行動が当然なされるべきことであると確信を持たせることができたそうです。自分の行動に確信が持て、納得性が得られれば自身の最大の力が発揮されることは必定です。

　ブラッドショー率いるピッツバーグ・スティーラーズは、彼が現役時代に4回もスーパーボウルを制しました。われわれがフィールドで見ていたライフルマンの鉄砲肩、タックルをものともしない頑強なタフガイの姿は彼の一面にすぎなかったのです。

　一方わが国では、人を動かす名言として山本五十六の言葉が有名です。
「やってみせ、言って聞かせて、させてみせ、ほめてやらねば、人は動かじ。」
　私はこの言葉には以前から違和感があります。彼の部下には、なぜそうしなければならないかの動機が説明されていません。想定外の事態が起きた時に、彼の部下は果たして臨機応変な行動がとれるのでしょうか。私はブラッドショーがそうしたように、仲間に動機を与えるリーダーこそが最大の成果を上げると考えています。

　ブラッドショーのチームメイトは、不測の事態にも臨機応変に対応するでしょう。なぜならチームメイトの行動は、チームメイトの自発的意思からなされているからです。

　最高のリーダーが率いた集団は、事が成った時に構成員一人ひとりが「それは自分がやった」と言うそうです。誰かに言われてやったのでも、

教えられてやったのでもなく、自らの自発的行為としてそれを完遂したと皆が感じる状態を至高とするそうです。

3）職員にもすべて開示を

さて、経営情報の全開示こそが最大のポイントだとここまで説いてきました。

詳細な財務諸表を示しても読みこなせる職員は少ないでしょう。しかし、各事業所の月次損益計算書を事業所の責任者自ら決算報告会で報告し、年間経営数値目標を自ら作るうちに、損益計算書はすぐに読めるようになります。貸借対照表もしばらくすれば理解できるようになります。中には読みこなせない職員もいるでしょう。それでも公開を続けることは大いに意味があります。

経営者が職員の信用を得る、少なくとも隠し事をする人物ではないと認識してもらうことができれば、すでに経営者としては上位2分の1には入っています。

もし職員にすべての経営情報が開示できない事情があるのなら、その経営はどこかが間違っています。よい経営者として人生を全うしたいとは思いませんか。

私は経営指針書の最終ページにいつも同じ文言を書きます。

「われわれはチームだ。Play hard, Play clean, Enjoy healthcare life.」

必ずPlay hard, Play cleanです。Work hard, Work cleanとは書きません。ワーカーとは働かされる人、プレーヤーは自ら主体的に活動する人です。主体的に活動できれば大変な仕事も楽しめます。楽しんでやるほど大きな成果を上げる手法はありません。

WorkerをPlayerとするには、彼らが主体的に取り組めるように経営情報を公開することがその第一歩です。患者、職員、協力業者、金融機関、すべてのステークホルダーを尊重し、協力し合って経営理念の達成に向けて日々前進する。この善なる行動を自らの喜びとできる経営者とは幸せな

仕事だと心から思います。この幸福を極大化するためには多くの困難が訪れ、時には奈落の底に落ちるような経験もすることでしょう。しかしそれは不幸なのでしょうか。

　人生は喜ぶ、楽しむ、笑うためにあるとは、実は思っていません。以下の言葉に私は深く共感しています。

　「人生は味わうためにある」

　宇野功芳（音楽評論家、指揮者 1930年5月9日-2016年6月10日）

第二部

病院M&Aを考える

伯鳳会グループの主なM&Aの歴史

2005年　十愛会国仲病院（兵庫県明石市）

2006年　産科婦人科小国病院（兵庫県姫路市）

2009年　神河健康福祉の里（介護老人保健施設、
　　　　スポーツ施設）（兵庫県神崎郡神河町）

2010年　社会福祉法人大阪暁明館（大阪市此花区）

2012年　白鬚橋病院、
　　　　介護老人保健施設ベレール向島
　　　　（東京都墨田区）

2015年　おおくまセントラル病院、
　　　　介護老人保健施設おおくま（兵庫県尼崎市）

2015年　社会福祉法人あそか会（東京都江東区）

2016年　医療法人五葉会（兵庫県姫路市）

2018年　藤森医療財団（兵庫県姫路市）

2019年　医療法人積仁会（埼玉県日高市）

2020年　産科婦人科小国病院を藤森医療財団に帰属
　　　　させたのち売却

2020年　大阪中央病院（大阪市北区）

第一章　なぜ伯鳳会グループは病院買収を積極的に行うのか

1）M&A前史

われわれ伯鳳会グループの最大の経営戦略はM&Aです。

2000年1月、父の死去に伴い41歳で医療法人伯鳳会の理事長となりました。父はがんの闘病中でしたので、実質的にはその2年前、39歳から経営者の仕事をしていました。それまで、医療という閉じられた社会で生活していた私は、右も左もわからぬまま、いきなり経営という社会の最前線に放り出されることになってしまいました。

当時の事業は、赤穂中央病院265床と老人保健施設の伯鳳会プラザ70床、訪問看護ステーションの3事業のみでした。総売り上げは53億円と地方都市の医療法人としてはすでに一定の規模を有していましたが、2期連続赤字。借入金総額は56億円、さらに建築会社への未払金3.5億円があり、自己資本比率は7.7%にすぎませんでした。運転資金の確保のために、お決まりの診療報酬の債権化もすでに行っていました。

何より悪かったのは借り入れに設備資金と運転資金の区別がなく、無定見に借り入れを行っていたことです。当時の借入総額を年間弁済額で割ると、驚くべきことに3年余りにすぎませんでした。すなわち金融機関から毎年17億円を借り、18億円を返済する状況にあったのです。借り入れを起こさなければ返済ができない状況でしたが、新規借り入れを起こすにも赤字決算では極めて困難です。多少の事業規模こそあるものの、経営は火の車でした。

理事長就任後、最初の3カ月ほどで経営の書籍を固いものから柔らかいものまで本棚2段分ほど読み漁りました。ドラッカーの名著「チェンジリーダーの条件」は特に印象に残りました。ほかにも松下幸之助、本田宗一郎、稲盛和夫などの著書や伝記、決算書の読み方などの実用書、医療関係の経営書も読みましたが、一般企業向けの経営書のほうが役に立ったの

です。

そのころ、研修医時代にお世話になった岡山旭東病院院長の土井章弘先生が経営に関する講演会を行うというので神戸まで聴講に行きました。先生は当時、岡山県中小企業家同友会の代表理事を務めておられ、講演終了後に名刺交換に伺ったところ、中小企業家同友会への入会を勧められ、その場で兵庫県中小企業家同友会に入会しました。ここでは経営者の心構えや職員に対する接し方、経営計画の作り方など、幅広く勉強をさせていただきました。入会時は経営危機でしたから、書物や同友会での勉強を生かして「入るを計りて出を制す」、わけても出を制すを徹底しました。

幸い、早い段階で黒字化を成し遂げ、2004年には経常利益率10%の優良な損益計算書を作ることができました。この経営回復が一部で話題となり、日産自動車の経営V字回復ブームに乗り、病院経営V字回復をテーマとする講演を頼まれ始めました。また、当時は各種ランキングがブームとなっており、日本経済新聞社が病院経営充実度ランキングという企画を行い、全国の病院にアンケート調査を行いました。われわれの赤穂中央病院にもアンケートが舞い込みましたが、損益計算書が優秀であったこと、各種の新しい経営の取り組みを積極的に行っていたことが評価され、京都の洛和会音羽病院に続く全国第2位のランキングという望外な評価を受けることになりました。

当時はランキングブームと同時に企業の信用度を評価する「格付け」ブームでもありました。格付けはスタンダード＆プアーズ、フィッチ・レーティングス、ムーディーズ、日本格付研究所などの金融庁登録の格付け会社が行うものですが、われわれの企業規模では審査料の負担が大きく、受審は困難でした。しかし、経営充実度ランキング全国2位で舞い上がった私は、勲章代わりに格付けを取得しようと考え、当時医療介護業界の格付けを目標に設立された「医療福祉経営審査機構」の格付けを受けることにしたのです。

結果はBBB＋でした。必ずしも悪い評価ではなかったのですが、伯鳳

会は経営充実度全国２位を獲得したばかりです。私はA、A＋程度は当然
だと思っていました。結果が出た時に審査員に「経営充実度ランキング全
国２位の病院がBBB＋では低すぎるのではないか」と食い下がりました
が、審査員の返答は「この経営規模ではBBB＋以上の格付けは出ません」
でした。

2）M&A戦略への動機

　われわれがM&Aを行う時に活用する指標に、帝国データバンクの企業
評価における「規模」という項目があります。100点満点中19点の配点が
与えられています。この配点は資本構成（12点）、損益（10点）よりも配
点が大きいのです。評価９項目の中で規模よりも配点の大きな項目は資金
状況（20点）だけなのです。

　このため、伯鳳会グループがさらに経営の安定性、信用度を高めるため
には、規模を拡大する以外に方法がないことを格付けの受審の中で知りま
した。

　医療介護の経営規模を拡大するにはどうすればよいのか。ご存知のよう
に病院を拡大、新設しようにも地域医療計画があり、一部地域を除けば一
定規模以上の新規病床の獲得は極めて困難です。介護施設も入所系施設は
行政が総量規制を行っているため、新設は容易ではありません。

　しかし、理事長に就任した2000年ごろから少しずつ、病院のM&Aは行
われていました。特に、2001年〜2006年の小泉純一郎総理大臣時代の厳し
い医療費抑制政策により経営が成り立たなくなる病院が続発し、病院
M&A市場は拡大しつつありました。

　われわれの赤穂中央病院がある兵庫県赤穂市の人口は1999年に52,000人
のピークを迎え、2000年１月に理事長に就任した時にはすでに人口は減り
始めていました。将来的に赤穂市にとどまっていては経営は困難となり、
経営規模の縮小を選択せざるを得ず、それによるFCFの減少は経営の自
由度と安定性を失わせる懸念がありました。

　理事長就任時、1960年に私が2歳の時に兵庫県赤穂市で古城外科医院として開業し、40年を経た伯鳳会グループは成長の限界を迎えつつあり、振り返ってみれば大きな転換点にあったと言えます。

　そこで、病院M&Aの手法を使い事業規模を拡大し、経営の安定性と信用度を高める決意をしたのです。

　瀬戸内海に面する赤穂市では、人口4万5,000人の小さな市街地にわれわれの赤穂中央病院（265床）と赤穂はくほう会病院（33床）、そしてその近くに赤穂市民病院（360床）の病院が競合しています（図表2-1-1）。

　この地で安定的に現在の規模の医療介護を継続は不可能だと思います。

3）M&A第一例　十愛会国仲病院

　M&Aを考えるうえで、2000年ころには赤穂市およびその周辺の人口は

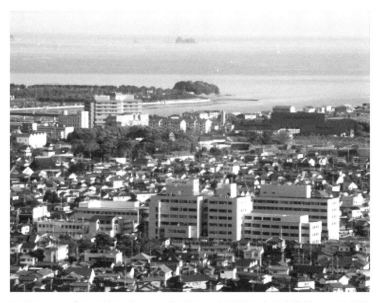

図表2-1-1　北から南に向かって撮影した赤穂市の中心市街地にある赤穂
　　　　　　中央病院（265床）と赤穂はくほう会病院（33床）。病院の
　　　　　　南側（図表左上）には赤穂市民病院（360床）がある

減り始めていましたから、将来性はないと考えていました。そこで、ターゲットとする地域は人口が増えている、もしくは維持できている地域。さらに今後は高齢者が増えていく地域が好適だと考えました。

　中学、高校、浪人、大学卒業までの13年間と１年間の研修期間、合計14年間東京で暮らしていましたので、M&Aで東京を目指すのも面白いと考えていたところ、23区外ですが多摩地区の病院が売却先を探しているとの情報が入ってきました。しかし、デューデリジェンス（投資先の価値の評価）の段階までいきながら、この案件は成立しませんでした。

　ガッカリしていましたら、出勤前に妻が地元紙の神戸新聞朝刊を持ってきました。兵庫県明石市の十愛会国仲病院（87床）が倒産し、RCC整理回収機構が競売にかけると小さく出ていたのです。

　出勤前に新聞を見て、２時間後にはその病院の玄関前に立っていました。そして、十愛会国仲病院を落札、最初のM&A物件として2005年に医療法人伯鳳会に吸収しました。その病院は、明石はくほう会病院と命名しました。

　伯鳳会初のM&A物件が誕生したのです。これによって、伯鳳会グループは新たなステージに入ったのです。

　最初のM&Aを行った2005年当時、今後は人口が減少していくと同時に、高齢化率がすでに高い地域に新たな投資をせず、人口維持もしくは増加地域で高齢化率がさらに上昇していく地域に対して積極的投資を行う方針を立てました。

　その方針をもとに、2006年に産科婦人科小国病院（兵庫県姫路市）、2010年に大阪暁明館病院（大阪市此花区）のM&Aを行いましたが、この２つの地域は共に赤穂市に比べて人口、高齢化率の見通しが良いと思われる地域です。

4）独自指標である「医療需要指数」を考案

　最初のM&Aを行った2005年当時、今後は人口が減少していくと同時に高齢化率がすでに高い地域には新たな投資をせず、人口維持もしくは増加

地域で高齢化率がさらに上昇していく地域に対しては積極的投資を行う方針を立てていました。

その考え方をある講演会で発表したところ、聴講していた一人の経営コンサルタントが「面白い視点を持っている経営者がいる」と私の友人でもある国際医療福祉大学の高橋泰教授に伝えたとのことでした。2005年とはまだそんな時代だったのです。

はじめのM&Aから5年ほどたった後、私のM&Aに関する考え方・方針に理論付けをしてくれる書籍が発売されました。ベストセラーになった2010年発刊の藻谷浩介著『デフレの正体－経済は「人口の波」で動く』です。

高橋泰教授から電話があり、この本を「現在の医療の状況を説明できる良書」と紹介されたのです。高橋教授からの電話で、私は「年齢別医療需要はわかっているので、人口の年齢別の将来推計がわかれば将来の医療需要がわかりますね」と話したことをよく覚えています。

すでに0～64歳の一人あたり医療費を1とすると、65～74歳医療費は3.5、75歳以上医療費は5.7と聞いていましたので、各地の年齢別人口推計に年齢別医療費をかけ合わせれば将来の医療需要が推計できると考えたのです。私はこれを「医療需要指数」と名付けました。

伯鳳会グループの施設のある兵庫県赤穂市、姫路市、神河町、明石市、大阪市此花区の0～64歳、65～74歳、75歳以上の年齢区分別将来人口推計を国立社会保障・人口問題研究所より導き、先の医療費1～3.5～5.7の比率を用いて各地域の5年ごとの医療需要指数を算出し、講演会で何度か発表しました。

この講演は良いヒントになったようで、今では多くの機関でさらに年齢別一人あたり医療費を精緻化し、地域別の年齢別将来人口推計を用いて全国各地域の医療需要の将来予測が作られています。

日本医師会のホームページhttp://jmap.jp/にも同様の手法で医療・介護の需要予測も作られるようになり、発表されています。

伯鳳会グループ進出地域の医療需要指数

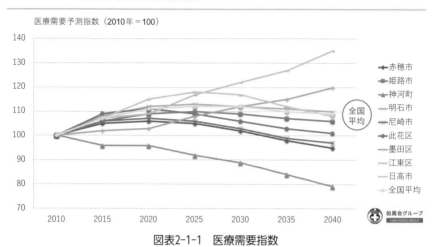

図表2-1-1　医療需要指数

伯鳳会グループ進出地域の介護需要指数

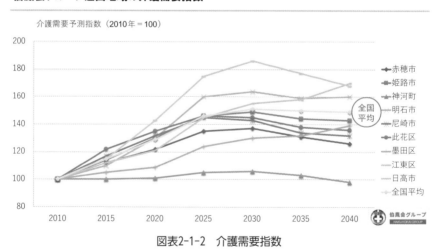

図表2-1-2　介護需要指数

　伯鳳会進出地域における2010年から2040年までの医療需要予測（図表2-1-1）、介護需要予測（図表2-1-2）によると、医療・介護ともに赤穂市の需要は大きく全国平均を下回っていくことは確実との結果が得られまし

た。赤穂の地にとどまり続けることは緩慢な死を受け入れることに同じだと考えました。

　医療・介護需要指数に関しては、人口予測のブレは起こるでしょうし、患者の受療行動の変化や治療法、新薬などで予測は変化するのですが、そこに医療需要があるのか、介護需要があるのかは大まかにつかむことができると実感しています。

　経営規模の維持・拡大がなければ経営の安定性が保てないこと、創業の地である赤穂市では経営規模の拡大どころか、近い将来に縮小を余儀なくされ、雇用も守れないことがM&Aに至った主たる動機です。

　進出地域の選定には将来の医療需要・介護需要に明るい見通しがあることを最重視する方針を現在まで堅持しています。

第二章　M&Aにて取得すべき物件の選定

1) 最重視すべきは立地

　病院M&Aにて進出すべき地域は医療需要が増加する地域であることです。しかし、実際にM&Aを進めるためにはもう少しミクロな立地の状況分析が必要です。

　まず、ターゲットとする病院が地域密着型病院の場合は、半径3km、5km以内の全人口に加え、高齢者人口とその大まかな将来予測が必要です。地域密着型病院は外来患者数と、そこから入院に結び付く患者数が経営の核心だからです。そのため、近隣の人口が潤沢でなければ経営は難しいのです。また、同じ人口でも将来の高齢化率の増加が予想されなくてはやはり難しいのです。

　高齢化率の低い地域は流入人口が多いのですが、流入人口が地域に定着せず、老年期をその土地で迎えずに流出していくようでは楽観できません。いつまでも高齢化率が低いままでは、これもまた問題なのです。

　人口の流入・流出は、地域の住宅事情を見るとある程度わかります。古くからの小さな家が雑然と集落を作っている町は有望で、いくら人口が多くてもマンションが立ち並んでいては心配があります。マンション住人は、高齢化すると流出していく割合が高いうえ、古くからの住人でないため医療機関も地元を選ばない傾向があるからです。

　都市開発にも注意を払いましょう。開発が進み、雑然とした街が整然としてくると、その地域の病院は流行らなくなります。端的にいうと、地域住民の平均所得が上がることは、地域密着型病院には歓迎すべき事柄ではありません。高所得者はインターネットを見て、遠方の病院を自由に受診し、遠方の病院への紹介を好むのです。当然ですが、住居でないオフィスビルなどが乱立する予想があれば、そこは避けるべきです。

　新しい道路や鉄道の設置計画、延伸計画にも注意すべきです。それらが

整備されると職員の確保は容易となります。しかし、ストロー現象が起こり、患者が他地区へ流出する危険もあるのです。M&A対象とする病院の性格と周囲の競合状況を把握し、インフラ整備が吉と出る病院か凶と出る病院かを見極めなければなりません。

　さらに大きな道路、大きな河川、区、市町、県などの行政区の境にも留意してください。人の流れは物理的な障害（大きな道路、大きな河川）だけではなく、行政区などの心理的な障害においても妨げられます。

　この障壁があると、これを超えて患者が移動して来ないことを心配する経営者がいますが、それは事象の片面しか見ていません。ストロー現象が起こりにくく、病院周囲の患者が障壁を超えて流出しない利点があるのです。外部に出にくい地域で、平均的な医療を行うならば、その地域の平均的な患者はその病院にやって来るでしょう。地域密着型病院はここに最大の活路があると考えています。

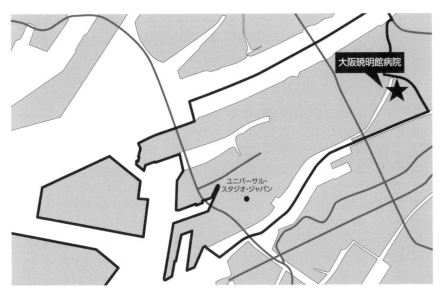

図表2-2-3　2010年にM&Aで取得した大阪市此花区（太線部分）の大阪暁明館病院（★）の周辺地図

　2010年にM&Aを行った大阪暁明館病院が立地するのは大阪市此花区です。此花区は西に行くほど人口密度が低くなり、西端にはユニバーサルスタジオジャパンがあり、2025年の万国博覧会開催地、あるいはIR予定地もあります。

　このM&A案件は、此花区内の老朽化した332床の赤字ケアミックス病院を482床に増床し、約２キロメートル東へ移転新築する困難な事例でした。

　大阪市は医療機関が過剰で競争の激しい地域ですが、地域事情を勘案し、即座にM&Aを進めることを決めました。

　移転のための土地は、M&A直前まで200床の大阪北市民病院がありました。しかし、大阪市の方針で2009年に廃院となっていて、その病床数の一部の150床を提供する代わりに、この市有地を借りて病院事業を行う事業者を募集していました。北市民病院と同じ此花区にあり、同病院より２km西に在する旧・大阪暁明館病院は、北市民病院の廃院に伴い、此花区でただ一つの一般病床を有する病院となりました。

　しかし、築50年と老朽化しているうえ、狭隘化のため許可病床が332床であるにもかかわらず271床しか使用することができず、移転新築を渇望していました。

　ところが、旧・大阪暁明館は長年にわたる経営不振のため、自力での移転新築は不可能だったのです。過去にも金融機関と和議を行っていた旧・大阪暁明館ですが、その後、再度経営状態が悪化し、一時外資系のファンドが経営権を取得、その後に医療用品卸会社が債権を買い取り、経営を行っていました。

　われわれにM&Aの話が持ち込まれた時、旧・大阪暁明館は2.7億円の債務超過のうえ、経常赤字が続きで実質破綻していました。

　そのため大阪暁明館は、大阪暁明館の経営権を新たなスポンサーに譲渡し、その法人と協力して大阪北市民病院の跡地への新築移転を行うという大胆な計画を立てていました。大阪暁明館のメインバンクは、スポンサーを募るべく、大阪府下の有力な医療法人に次々と打診をしましたが、どこ

からも色よい返事はなく、阪神地区から徐々に西へスポンサーを探してい
き、ついに、はるばると兵庫県西南端である赤穂市の医療法人伯鳳会まで
やって来たのです。

　医療法人伯鳳会は社会福祉法人大阪暁明館の共同提案者としてコンペに
臨み、コンペに勝ったのです。そして、３億円を旧・社会福祉法人大阪暁
明館に寄付、債務超過を解消するとともに伯鳳会グループに編入、４年後
の2013年に、旧・大阪北市民病院跡地に大阪暁明館病院は新築移転を遂げ
ました。

　このM＆Aは以下のような理由で成算がある考えました。

　まず、大阪北市民病院廃院後は一般病院は此花区で大阪暁明館病院のみ
になることです。此花区は人口６万8,000人と多くはないのですが、一般
病院が１病院だけなら経営は難しくないと考えました。さらに、移転予定
の土地は西は海、北は淀川、南は安治川に囲まれた土地なのです。淀川は
いうまでもなく巨大河川で患者の移動を妨げる大きな障壁です。安治川は
大きな川ではありませんが、近所に自動車の通れる橋がなく、大きく迂回
しなければなりません。海を渡って区外へ出て行く患者はいません。つま
り、区外に患者が流失しにくい地形なのです。

　東の福島区への流出はありますが、そこへ出ていくには大阪暁明館病院
の前を通過していくことになりますから、平均レベルの診療が行われれば
普通の疾患の患者は大阪暁明館病院にとどまるでしょう。また、此花区は
古くからの工場労働者の町で、下町であり、地元に長期間根を下ろしてい
る人が多く、このタイプの住民は地元の医療機関を利用する率が高いのです。

　大阪暁明館のケースは、債務超過の解消のため３億円の寄付を行う決断
と500床近い大規模病院を建築するための資金の準備に最大の困難があり、
一旦軌道に乗れば経営は容易であると予想しました。

　2010年に大阪暁明館のM＆Aを行って以来、経営規模は当初の45億円か
ら2021年度は115億円に成長しました。経常利益はM＆A前の1.3億円の赤
字決算から18.4億円の黒字となっています。2.7億円の債務超過であった

B/Sも2021年末には、自己資本42.5億円、自己資本比率41.4％まで向上しています。病院機能を向上するための人員確保、機械設備の投資、地域連携活動などは行っていますが、現在の経営数値を作った最大の要因は立地であると考えています。

2）人口密度に注目「ラーメン店理論」

　M&Aの実施の決断において、土地の形、医療需要の将来推計（現在より何パーセント増加するか、何パーセント減少するか）だけでは、まだ不十分です。医療需要の伸長、減退の割合が同じであっても、当該地域の人口規模、人口密度を勘案しなければなりません。

　地域密着型病院は、自院より半径3km、5kmの人口が大切と述べましたが、それは病院周辺の人口密度を意味します。人口密度が高いほど有利であることは予想できますが、人口密集地域には競合病院も多数あるものです。

　地形や将来の医療需要の増減が同じ地域が二つあり、一つには半径5kmに15万人が居住し、3病院が存在する。もう一つには半径5kmに5万人が居住し1病院が存在するとします。15万人の地域の3病院の中の一つの病院をM&Aするのと、5万人の1病院をM&Aするのではどちらが経営的に有利でしょうか。私は15万人に3つの病院の地域を選びます。

　15万人に3病院のケースでは、病院間競争に勝てば患者は15万人まで広がる可能性があります。5万人に1病院のケースでは、地域寡占化が可能で競争が少ない利点がありますが、5万人を超えることはありません。

　病院間競争に勝つことはそこまで大変なことなのでしょうか。実は病院開設者が全員経営に感度が高く、経営改善や業容拡大、利益追求に血眼で取り組んでいるかというと、それは全くありません。病院開設者は原則医師でなければならない縛りもあり、必ずしも経営者として選び抜かれた人物がなっているとは限らないのです。また、国民皆保険制度や地域医療計画に守られた護送船団の業界なので、生き馬の目を抜くような競争はして

いません。これらの理由から、一定の努力を行えば競争優位をつくり出すことは可能なのです。

　私が講演で話すたとえ話です。ある地域に10軒のラーメン店があり、ここに11軒目のラーメン店を出店することと、1軒しかラーメン店がない場所にもう1軒ラーメン店を出店するのとどちらが容易か。それは前者です。そこにはすでに10軒のラーメン店が成立する客がいます。ここにもう1軒潜り込むのは可能です。なぜなら、10軒の中には美味くない店もサービスの悪い店も何軒かあると予想するからです。10軒分の客を11軒でシェアするなら、何とか経営は可能でしょうし、10軒しか成り立たないとしても11軒中10番目までの店になればブービーメーカーのラーメン店が廃業するでしょう。一方、1軒しかない地域に2軒目を出店するのは見通しが立ちにくいのです。そこにラーメン店を2軒成立させるだけの客がいるかどうかは不明です。1軒しか成立できない客数なら、2軒のラーメン店は食うか食われるかのと血みどろの戦いになります。

　人口密度が少ない地域での医療経営は、孤軍奮闘して地域からようやく患者を集患する、あるいは競合病院と一騎討ちになるなど、実は苦しいものです。

　人口密度が高く病院密度も高い地域で、明確な対戦相手のわからないバトルロイヤル、ファジーな闘いで生き残るほうが容易なのです。

　私はこれをラーメン店理論と名付けています。

3）医療機関の密度に注目「アユの縄張り理論」

　人口密度の高い地域は医療密度も高いものですが、医療密度の多寡と病院経営のスタイルの関係性も重要だと考えます。

　アユという魚をご存知のことと思いますが、アユの一般的な釣り方は「友釣り」です。アユの縄張りの広さは約1m四方と言われています。針の付いたオトリアユを川に投げ込むと、その場所を縄張りにしているアユがオトリアユを追い出そうとして体当たりをしてくるのです。その時にオトリ

アユと一緒に付いている釣り針に引っかかり、釣りあげられるという漁法です。

　繁殖期を過ぎてアユの個体数が多くなると、縄張りの面積は徐々に小さくなります。一定限度を超えると縄張りが消失し、アユ同士が互いを攻撃しあわなくなります。

　なぜ、縄張りがなくなるかというと、アユの個体数が増え、すべての個体がエサを確保するためには縄張りがないほうが都合がいいからということが理由のようです。

　いかがでしょう。実に病院経営と類似の現象ではないでしょうか。病院密度が一定基準を超えると競争で生きていくことは効率的でなくなり、共存共栄を優先させるべきだということです。

　翻って、一定の広さと人口を持つ地域に一つだけ病院があるとします。病院の使命は健康のお世話ですから、その地域に発生する健康に関する問題をすべて完結することがその病院に期待されます。健康のお世話はすべて保険点数が付いているので、多少の例外はあるとしても採算が取れるように設計してあります。したがってすべての健康のお世話をその病院は行おうとするし、大半を行うことができます。

　ここに新たな病院が設立されて、その地域の健康のお世話を取り合うのが1980年代までの病院数増加の時代の病院間バトルでした。アユの友釣りが可能な状況と言えましょう。

　その後、人口減少、流出、過疎化が進み、その地域の健康のお世話の総量が減少、患者の他地域への流出も容易になるにつれ、そこに存続していた病院の競争が激化していったのが2000年の前後10〜20年の平成の地方都市の状況です。時代が進むにつれ、縄張りを守っていたアユもやせ細り、もはや釣魚としての魅力を失っていきました。

　令和の時代に入り、小さな医療圏の少数の病院といえども機能分化を行い、効率化しなければ生き残れない状況が始まっています。各地でそれは模索されているのですが、その状況でも消失していく病院が後を絶たない

状況です。

　伯鳳会グループでは、小医療圏における少数病院に対するM＆Aを行ったことがありません。市場規模の減少する地域で、敢えて大きな投資をして進出することに意味があるのでしょうか。創業の地、兵庫県赤穂市よりも医療需要指数（p. 165参照）の劣る地域、人口密度の低い地域に勝算があるとは思えないのです。

　医療需要指数の劣る地域へ一度だけ進出したのは公立の老健施設の閉鎖に伴って2009年に兵庫県神崎郡神河町が公募した介護老人保健施設のみです。この地域は今後の医療需要は大幅に減少すると予想されますが、介護需要指数（p. 166図表2-1-2参照）を計算すると、2040年までは現状維持が可能と思われました。したがって町より2009年から2039年までの30年間の定期借地権で敷地を借り受け、そこに全棟平屋の78床の木造老健を建設しました。2039年時点の経営状況により流動的ではありますが、定期借地権終了と同時に町に借地を返還し、建築を取り壊せば事業を完了できます。

　建物を木造平屋としたのは、老健に特徴を持たせるためではあるのですが、同時に事業終了時の取り壊しを容易に、安価にする意図もありました。

　さて都会地、つまり人口密度と医療密度の共に高い医療圏では、地方都市とは全く状況が異なっています。

　医療密度が高いため、患者はより良い医療を求めて各種医療機関をザッピングできます。情報収集は容易になり、交通網も発達しているため、医療圏外への患者の流出はさらに顕著となってきました。したがって相対劣位にある医療機関は選択されることがないのです。少なくとも自身の医療圏内のどこかの分野で相対優位をつくり出せなければ、必要性のない病院として退場を余儀なくさせられるのが現実でしょう。

　人口密度・医療密度が高い地域でM＆Aを行う場合は、周辺医療機関の状況を調査することが大切になります。近隣病院で急性期を担うのはどこか、同じ急性期であっても循環器はどこが強いのか、脳神経疾患はどこか、整形外科はどこか、出産施設はあるのか。地域包括ケア病棟は、回復期リ

ハビリテーション病棟は、医療療養病棟は、介護医療院はどこが行っているのか、在宅医療に取り組んでいる病院はどこか——などです。

　これらのリサーチを行い、M&Aのターゲットとしている病院がどの領域で勝機を見出せるのかを考えなければなりません。ターゲットとなる病院が経営的に成立しているのなら、急いで医療機能を変更する必要はないのですが、将来はどの方向を強化するのか、その方向なら存続できるのか、あらかじめ考慮しておくべきです。

　その見通しが立たないようなら、その病院はM&Aのターゲットとしては好適とは言えないでしょう。

4）M&Aに適した病床規模

　過去にM&Aをしてきた病院は最少の病床数が39床（産科婦人科小国病院）、最大の病床数が332床（大阪暁明館病院買収当時、その後462床）でした。小国病院は単科の専門病院ですので、一般診療科を複数持つ病院として最小の病院は51床の城南多胡病院です。

　いくつかの病院M&Aの経験から、200床程度のケアミックス病院が最もM&Aに適していると思います。

　これまでにM&Aを行った病院は医療法人立、社会福祉法人立、健保組合立などありましたが、キーパーソンというべき医師がいる場合が多く、多くは院長です。いわゆる雇われ院長の場合は買収後も病院にとどまることが大半ですが、オーナー院長は長くて半年ほどの引き継ぎ期間の後、リタイアするか他院へ移動することが一般的です。キーパーソンがいなくなった場合も、病院の存続が可能か否かが問題です。規模の小さな病院は院長がいなくなったらもぬけの殻状態で、病院として存続できないリスクがあります。

　しかし、200床程度の病院なら、すべての仕事をキーパーソンが行っていたわけではないので、キーパーソンが抜けても成り立ちます。また、小規模病院はキーパーソンの院内掌握力が強く、新しいオーナーの方針に納

得するのに時間がかかったり、その病院独自の文化に固執する傾向がある
のです。

　病院の規模がある200床程度であれば、職員は順次入れ替わり、キーパー
ソンのくびきや固有の文化の悪影響をいち早く断ち切ることができると思
います。

5）専門病院のM&Aは難しい

　伯鳳会グループは2006年に産婦人科の専門病院である産科婦人科小国病
院（兵庫県姫路市）（図表2-2-1）を取得しました。

　当時は今（2022年）以上に産婦人科医の不足が社会問題となっており、
小国病院も医師の招へいに困難を来し、医師であるオーナーが売却を決意
したことを受け、取得したものです。しかしながら伯鳳会グループは、小
国病院を2020年に他の医療法人に売却しました。

　小国病院は39床の小さな病院ですが、大正年間より続く姫路市の名門産
婦人科です。年間700例程度の出産を取り扱っており、十分な利益を出し
ていました。

　伯鳳会グループでは、取得後数年でM&A資金と病院の改修資金等は回
収しており、グループの優良病院の一つでした。

　しかし、経営権取得後14年で売却することにしました。売却理由はまた

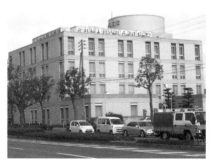

図表2-2-1　2006年にM&Aを行った産婦人科小国病院

しても産婦人科医の確保困難、後継者の問題です。

　買収当時は主なマネジメントを赤穂中央病院の産婦人科部長兼副院長の F医師に任せていました。M&A半年後には前オーナーの院長も小国病院を去りましたが、F医師の人脈で3人の産婦人科医師を雇用することができ、経営は順調でした。

　しかし、経営移譲後14年を経て、小国病院に雇用した医師もF医師も、ともに高齢化していき、徐々に経営数値が鈍化してきました。

　私の次世代の親族には4人の医師がいますが、4人とも産婦人科に進むことはなく、今後のマネジメントに不安が出てきました。ご存知のように産婦人科医師は人材不足の著しい診療科で、私の力で次世代の医師を雇用することは不可能と考えました。

　F医師の御子息2人が医師になっており、うち1人が産婦人科医であったため、ご子息を次期院長としてF医師にマネジメント・バイアウト（職員に病院を買い取ってもらうこと）を打診したところ承諾していただき、2020年に無事に売却が終了しました。

　専門病院は複数の診療科を持つ病院とは異なり、診療科の変更が困難です。また継続する場合はその専門診療科の知識が必要であるため、マネジメントを継続することにも困難があると思います。産科婦人科小国病院は14年間良好な経営数値を保ち、伯鳳会グループに多くの利益をもたらしましたが、これはF医師のようなマネジメントに優れた医師の存在があったからであり、このような人材がいない場合は専門病院はM&Aの対象にはできません。一時的に経営できても長期的には経営困難が想定され、その場合の出口戦略にも難渋することが予想できます。したがって私は専門病院と精神科病院はM&Aの対象から外しています。

6）病院以外の収益源を有する病院は好物件

　これまで、医療保険収入を主体とする病院事業を単独で買収したことは一度しかありません。多くは法人単位での買収であり、介護系、訪問系な

どの付帯事業を同時に買収しています。

　病院単独の買収としては、十愛会国仲病院（2005年　兵庫県明石市、現・明石リハビリテーション病院）、産科婦人科小国病院（2006年　兵庫県姫路市、2020年売却）、大阪中央病院（2020年　大阪市北区）ですが、保険診療収入のみに頼っていた病院は国仲病院だけです。小国病院は自費診療の出産が事業の主体であり、大阪中央病院も自費診療である年間7万人を超える健診が総収入の3割を超えており、利益はほぼ健診事業で確保しています。

　それ以外の買収病院はすべて病院以外の収益源を持っていました。

　大阪暁明館（2010年　大阪市此花区）は老健、透析クリニック、通所施設3、訪問看護。

　白鬚橋病院（2012年　東京都墨田区、現・東京曳舟病院）は老健、訪問看護。

　大隈セントラル病院（2015年　兵庫県尼崎市、現・はくほう会セントラル病院）は事業譲渡にもかかわらず老健が同時に譲渡されました。

　あそか病院（2015年　東京都江東区）は特養4、通所施設7、訪問看護を有し、買収当時の収入は病院と付帯施設が同じ規模でした。

　城南多胡病院（2016年　兵庫県姫路市）は老健、デイサービス。

　旭ヶ丘病院（2019年　埼玉県日高市）は老健、訪問看護です。

　これらの買収病院はすべて赤字でしたが、付帯事業は例外なく黒字でした。病院経営者は一般に病院での医療を重視したいものですが、それだけでは経営が難しくなり付帯事業を開始することが多いのです。

　経営拡大などの積極的理由で付帯事業を始める場合もありますが、利益の見込めないものに敢えて踏み込むことは少ないのです。病院を成立させるための付帯事業ですから、黒字が固いものを狙って開設、運営しています。

　経営全体にとって小さな部門であっても、事業の中に黒字部門が一部でもあることは貴重です。まず、病院機能を維持向上させるためのキャッシュフローを得るためにも黒字部門は必要です。次に、経営数値の全公開が私

の経営の根幹ですが、各事業所別の損益計算書が明らかになると、赤字部門の管理者、中間管理職、次第に末端の職員に至るまで黒字部門の事業所に引け目を感じ、なんとか黒字にしたいと思うようになります。そんなに簡単ではないだろうと疑う方もおられるでしょうが、実は人間を難しく考えすぎることは間違いの元です。ご自身を振り返ってください。小学校5年生の時から自分の性格が変わっていますか？　志向が変化しましたか？三つ子の魂百までは真実です。

　また、すでに黒字部門があるということは黒字周辺事業には大いにチャンスがあるものと思います。例えば、黒字の老健があるなら、訪問看護は有力です。訪問看護が良い経営をしているなら、訪問介護、訪問診療には進出しやすいでしょう。訪問看護、訪問介護、訪問診療があるなら、介護用品販売貸与事業は成り立ちやすいと思います。これら病院付帯事業を育てておくことで、病院経営は少しでも容易になります。

M&Aは、それを行うために資格は必要とされないため、さまざまな事業者が案件を持ち込んできます。病院はどこから買うのか、買うべきかを考察します。

1）銀行紹介物件

　一番固い筋は、売却病院のメインバンクが持ち込むものでしょう。多くはオーナーが銀行に売却を頼む、あるいは銀行がオーナーに売却を勧める物件です。メインバンクと関係がこじれてしまっている病院は、取引額の少ない準メインバンク、それ以下の銀行を仲介者とする場合もありますが、これも悪くない売り手です。また、旧メインバンクから肩代わりを押し付けられた系列の下位銀行は、病院に対する思い入れもありませんから、早めに売り抜けて回収を終えようとする場合があります。

　なお、病院M&Aは他の事業者のM&Aに比べて売り上げや簿価から類推する以上に高い価格で取り引きが行われているようです。M&Aの仲介に際しては多くはレーマン方式でフィーを決めているため、利益の上がる仲介物件のようです。2022年現在、低金利時代が続いていますから、貸し出しを増やして業績を伸ばすことのできない銀行は、手数料ビジネスに活路を見出しているように思います。

　したがって、銀行といえども病院M&A部隊を持ち、M&A仲介業者と同様のビジネスをしている場合が多くなりました。しかし、銀行仲介の場合は買い手と売り手の双方からフィーを取ることはないようで、一般に売り手側の代理人として一貫して行動するように思います。買い手側としてはこの方式のほうがビジネスとして納得感があります。

2）病院の取引業者、ファンドが持ち込む案件

　次に、売却病院の取引業者が持ち込む案件があります。建築費を支払っ
てもらえない建設会社など、単純なものも昔はありましたが、そこまで杜
撰なものは最近は少ないようです。取引業者が買掛金の回収ができないか
らといって、勝手に買い手に持ち込むわけにはいきません。

①取引業者

　取引業者の持ち込み物件は、対象病院に資金を融通して経営権をすでに
握っており、ハンズオン（自ら経営をして）の後にプレミアムを付けて売
却する手法が多いと思います。

　これらの手法を取る取引業者には医薬品卸会社、医材料卸会社、給食委
託会社などがあります。しかし、取引業者だった売り手は玉石混淆で、資
金を投入して病院の立て直しに尽力したがうまくいかず、ついに次の経営
者を探す良心的な売り手もいれば、ハンズオンの期間中に理不尽な手法を
用いてキャッシュを吸い上げ、さらにボロボロの状態にして、これ以上所
有すると売却できなくなる頃合いを見計らって売却する売り手もいます。

②投資ファンド

　よく似た売り手に投資ファンドがあります。経営危機に陥っている病院
に資金を提供して経営権を握り、一定の時間をかけて経営者に因果を含め、
次の経営者にプレミアムを付けて売却します。ファンドは期間あたりの利
益が大切ですから、経営権を握っている期間は病院取引業者より一般に短
いようです。

　本来、ファンドが行うハンズオン投資は、経営危機に陥っている会社を
買収して企業価値を高めてから売却することでキャピタルゲインを狙うこ
とですが、病院M&Aではそのようなきれいなハンズオンばかりではあり
ません。

　ファンドは投資した時期よりも病院の経営状態が悪化した場合も投資以

上のプレミアムを付けて売り抜けていきます。つまり、ファンドから投資を受ける時点で病院経営者がM&Aを決断していたら経営者はより有利なリタイアができたのですが、投資ファンドの資金提供を受けたために経営者本人は非常に不利な条件で病院を手放すことになるのです。

すでに第三者が経営権を握っている病院のM&Aにおいては、第三者の手法に良悪がありますが、病院取引業者が持ち込む案件も投資ファンドが持ち込む案件も、実はどちらも良い売り手です。

経営権がすでに創業オーナーにないということは、経済合理性だけでM&Aが進むため、面倒なしがらみがなく意思決定も早いため、私はこの種のM&Aを好んで行っています。

実はファンドが所有する病院は検討はしたものの成約に至った経験はありません。しかし、これもハンズオンするのが取引業者ではなく、ファンドだというだけで大概同じだと考えます。

3）倒産物件

M&Aの候補の中には、倒産物件があります。民事再生法、会社更生法を適用された医療法人が売却となるわけですが、プレパッケージ型と言って倒産前に引き受け手を決めている場合と、完全入札の2つがあります。

整理回収機構が活発な時期には完全入札が行われましたが、近年はプレパッケージが多いようです。

民事再生法、会社更生法物件は債務の圧縮ができること、裁判所管理物件となるため、病院M&Aにありがちな、いわゆる闇の紳士、簿外債務を排除できることなどメリットも多いため、立て直す価値のある病院を実力のある医療グループが買収した場合良い結果が出ることも多く、安全なM&Aとなります。

倒産病院であるという事実から、しばらく医薬品や医材料の仕入れに困難を来したり、調剤薬局が撤退するなどの問題が生じることもありますが、その影響は軽度です。

4）M&A仲介専門業者、病院M&A仲介専門業者からの持ち込み物件

　4つめに、一番多い案件で、最近とみにケースが増えているのがM&A仲介業者の持ち込む物件です。

　仲介業者はできれば売り手側の代理人として活動し、買い手方からフィーを取らない業者がわかりやすいのですが、仲人的仲介業者で売り手と買い手の両方からフィーを取る場合もあり、さらに成立しない場合でも紹介料を取る業者もあります。

　私はビジネスとして、シンプルな徹頭徹尾買い手の代理人として行動する業者から買うことを好みます。

　仲介業者が持ち込む物件は、オーナー経営者の思い入れが色濃く入っている案件が多く、経済合理性だけで進まない場合があり、一般に時間がかかることを覚悟せねばなりません。しかし、この物件も是々非々であり、アプローチがあれば必ず話は聞くことにしています。

　M&A仲介業者は、どのように物件にアクセスしているのか、2022年になって知りました。

　病院経営に行き詰まったり、後継者難で経営継続が困難になった病院がM&A仲介業者に連絡をするのかと思っていたのですが、そうではないそうです。

　仲介業者は、全国の病院に一斉に「病院を売りませんか？」というDMを送るのです。そういえば3年ほど前から伯鳳会グループにも病院を売らないかというDMがしばしば舞い込んでいました。DMを送ると、毎回100病院に1病院くらいは返信があるそうです。売る気のない病院が返信をすることはありませんから、今売りたい病院だけではなく、将来は売るかもしれないという見込み客も含むと1％の病院は「売りたい」、「売ってもよい」、「先では売るかもしれない」と考えているということです。

　全国には一般病院が約7,200病院、精神科病院が約1,000病院、合計8,200病院（2022年現在）があるそうなので、80病院ほどは病院売却を考えていることになります。

　すでに売却の意思があり、業者と連絡を取っている病院は新規業者のDMには反応しませんので、売却の意思表示をしながら売れていない病院が次々とストックされているそうです。

　この話を教えてくれたM&A会社から、ストック病院の数と、教えてくれた会社のM&A市場でのシェアを聞き、その結果をもとに私なりに計算すると500病院ほどが売却の意思を示し、どこかのM&A業者に売却先を探してもらっているようです。

　これは全病院の６％にあたります。精神科病院は特に売り物が多いそうなので、詳しくはわかりませんが一般病院も５％ほどが売り先を探しているのではないでしょうか。

　売りに出る病院は必ずしも赤字ではなく、黒字病院も少なくないそうです。そのような病院は後継者難で売られるとは限らず、創業者がキャピタルゲインを得るために行われる場合もあるそうです。実は私はそのような病院の買収を持ち掛けられたことがあります。売り手は私の高校の後輩でした。彼は出身医大の仲間でグループを作り、精神科病院を設立して、ある程度経営を安定させたうえで、転売することを繰り返しているそうです。

　厚生労働省が2018年10月に行った医療施設調査によりますと（https://www.mhlw.go.jp/toukei/saikin/hw/iryosd/18/dl/02sisetu30.pdf）、2017年に開設者を変更した病院は34病院となっています。このすべてがM&Aによる開設者の変更ではないと思いますが、相当数はM&Aによるものではないでしょうか。

　2020年ころより、病院M&A市場は急激に活性化していますから、現在は年間50病院以上がM&Aをされているのではないかと思います。

　一般企業が企業買収を行う時はロングリストというものを作るそうです。ロングリストとは、自分が買いたい企業を列挙したものです。ロングリストの企業を調査し、買えそうなものを探ってショートリストとし、買収工作を開始するということです。

　以前、あるM&A仲介会社から「先生、欲しい病院を言ってください」

と持ち掛けられ、面食らったことがありますが、病院M&A市場が活性化してきますと今後は冗談ごとではなくなるかもしれません。

　一度、伯鳳会グループも全国の病院にM&Aを持ちかけるDMを発信してみましょうか。こちらは冗談ですが。

　いずれにせよ、病院売買が活況を呈し、表舞台で取り引きされるようになると、いわゆる「闇の紳士」たちの出番は減ってしまうようです。経営が悪い病院の経営者は、病院を処分することをためらわなくなり、延命のために右往左往しなくなりました。これでは闇の紳士が食い込むスキが生まれないのではないかと思います。

　病院の売り手の方々に一言。赤字病院は売れないと思っている人がいますが、そんなことはありません。赤字病院の中にも経営の手法によって黒字転換できる病院はたくさんありますし、事業価値のある病院はあるものです。一度M&A業者に相談されることをお勧めします。

5）闇の紳士たち

　以前、仲介業者にも反社会的勢力が少なからずいましたが、最近はそのような不良業者は激減していると思います。不良業者は普通のルートでは病院に食い込めないと自覚しており、物件を直接持ち込まず、法人の出入り業者などの関係者で、M&Aに明るくない人をまず騙し、その人からの紹介という形で売り込んできます。病院M&Aに旨い話などないです。良い物件を適正な価格で買う以外の取り引きはそもそもありません。

　いわゆる闇の紳士には2種類あります。一つは不適切な手段で病院の経営権を握り、その病院を売却してカネに変える人たちです。

　二代目経営者が医学部を卒業したものの、どうしても医師国家試験に合格できず、その間に先代が亡くなり反社会的勢力に経営権を握られ病院売却に至った事例や、二代目経営者のまだ若い病院長が美人局にあい、ついには経営権を握られ売却される事例を聞いたことがあります。どちらも成約には至りませんでしたが、闇の世界は今も存在します。

　もう一つは、「地面師」的な闇の紳士です。彼らは自分が経営権を握っているわけでもなく、経営者から売却先選定の依頼を受けているわけでもありません。少しだけ経営者を知っている、あるいは全く無関係、面識もないのに架空の病院売却話を持ち掛けて、巨額のコンサルティングフィーを抜くという詐欺師です。

　最近、ありもしない公的病院の買収話を持ち掛けてくる業者に出会いました。森友学園事件ではあるまいし、政治家とは距離を置いている伯鳳会グループのような普通の病院、ガラス張り経営の病院にこのような話が持ち込まれるはずがありません。また、公的色彩の強い病院は随意契約にはならないと思います。

　2010年に大阪北市民病院（跡地とベッドの権利を取得）、2020年に大阪中央病院（健保組合連合会の病院の事業譲渡）の2つの公立・公的病院のM&Aを行いましたが、どちらも競争入札でした。公的な財産を処分する場合、合理的な判断に基づかない任意の売買、属人的売買が許されるはずがありません。

　その手の闇の紳士たちは、持ち歩いている名刺が本名でない場合も多く、数種類の名前、名刺を使い分けている人もいます。あとを付けていくと、全く別名の表札の出ている家屋に入って行った例もありました。名刺にはいかにも公的な雰囲気を持つ会社名が書いてあることが多いです。その手の会社を調べてみると、住所はただのアパートの一室であったり、町の小さな不動産業の店舗であったりします。

　闇の紳士はその名刺の会社と多少縁がある程度の関係で、役員どころか社員ですらない場合もあるようです。

　現在はグーグルマップがありますから、社屋の様子を調べるのは簡単になりましたので、独立系のコンサルタントの場合は社屋を必ず確認しましょう。大手のコンサルティングファームを名乗る場合は、その人物が本当にそのファームの社員であるか確認しましょう。

　闇の紳士らは、医療関係の有名人の名前を連発し、同席させるという場

合もあります。もちろんそのようなことはなく、有名人はドタキャンとなります。この売買は全く架空のものなので、コンサルティング契約は成功報酬ではなく、不成立の場合も支払われるタイプの契約になっています。詐欺事件は時間が経てば馬脚を現しますので、彼らはコンサルティング契約を急ぎます。

　最初の面談時から契約書への捺印を求める場合もあります。間違いなく言えることは、最初の面談に買い手候補の病院以外の場所を指定する業者、特に料亭などを指定する業者は、ほぼ100％地面師系の闇の紳士です。また、「先生のところ以外に○○グループにも話をしているようです」などと契約を急がせようとする手合いも、100％闇の紳士です。

　M&Aは秘密保持契約書からスタートしますから、他の買い手候補の実名が上がった時点で、この仲介者はおかしいと気付かねばなりません。この手の闇の紳士は実際に売却する病院がないのに、M&A話でひと稼ぎを目論むという点で、前者の「不適切な手段で病院の経営権を握り、その病院を売却してカネに変える」闇の紳士たちよりさらに悪質だと言えるでしょう。

　さて、最近はお目にかからなくなりましたが、20年ほど前はM&Aの成立が間近になると「オレが口を利くと安くなる」と割り込んでくる闇の紳士がいました。どこかでM&A情報が漏洩しているのです。この手の輩は常識的に話をしてくる人ばかりではなく、「オレを通さないと後が面倒になるぞ」と言わんばかりの恐喝屋的な闇の紳士がいます。彼らは口調は穏やかでも、名刺に敢えて右翼団体や解放同盟系の肩書を添えていることが普通です。しかし、最近ではそのような恐喝屋的な闇の紳士に出会うことはなくなりました。

第四章　病院M&Aの４つの形態

　病院M&Aにはいくつかのパターンがあります。一番多いのは法人の理事長交代でしょう。次いで、法人の一部もしくは大部分を切り離し、それを他の経営者に譲る事業譲渡、そして民事再生法、会社更生法による倒産物件の競売もしくは実質的競売、最後に法人合併でしょう。

１）法人の理事長交代

　経営不振により、先行きへの不安が募り本人の心が折れた場合、金融機関から運転資金を止められ継続不可能になった場合、医療関連業者やファンドから融資を受け、経営権を握られたうえで引退を迫られた場合などで法人の理事長交代は起こりますが、病院M&Aが珍しいこと、恥ずかしいことではなくなった現在は、後継者が見あたらない場合に廃業するのではなく、経営者がキャピタルゲインを得て、ハッピーリタイアメントを達成するための手段として、M&Aを選択する理事長も多くなりました。

　理事長交代の行政手続きは容易で、病床数の維持にも問題がなく、法人が取得している各種資格も消失することがないため、安定しています。法人格が残るために社会的影響が少なく、売り手側としても体裁が良いと思われます。

①前理事長の退職金

　しかし、このやり方には少々ハードルがあります。仲介業者へのフィーや、実質的に経営権を取得している関連会社へのフィーは、買い手側法人がコンサルタント料等で支払うことができるので問題はありません。持分のある医療法人の場合は、持分の買い取りを行うことで売り手側理事長にキャッシュを支払うことができます。

　しかし、持分なしの医療法人の場合は、引退する理事長に対しこれまで

の経営努力に対する報酬として買収を受ける法人から退職金等の名目で
キャッシュアウトするほかありません。しかし、この額が適正であるか否
かは税務署が判断するために、一定の範囲にとどめなければならないので
す。あまりに巨額ですと退職金と認められない場合があります。

　これまでに持分なし医療法人（社会医療法人、認定医療法人など）の
M&Aを手掛けたことはないのですが、持分なし医療法人は徐々に増えて
います。売り手側のリスクとして、退職金以外の対価は受け取れないこと
を知っておくべきでしょう。

　持分なし医療法人の場合、グループ内にMS法人を作り、この法人を高
値で買い取ってもらうことでキャピタルゲインを得る手法があるそうです
が、私はその話に乗ったことはありません。それは正常な商取り引きとは
言えないと思うからです。

②財務の安定化リスク

　厚労省は持分有り医療法人の新規設立を認めず、既存の医療法人も持分
なしへの移行を推奨しています。医療法人の非営利化を進める意図があっ
てのことでしょうが、持分なし医療法人では創業者がキャピタルゲインを
得ることができず、病院M&Aの売り手側メリットがほぼなくなります。
今後は持分なし医療法人は、後継者のいない場合は事業継続を模索せず、
廃院にするケースが増えるのではないでしょうか。

　創業者が病院の土地など不動産を所有している場合は、病院事業として
キャピタルゲインを得ることができない以上、更地にして土地として売却
するほうが経済的メリットが大きいからです。

　私は一部の病院を売却しなければ次世代が相続税を支払えない規模と
なったために持分なし医療法人を選択しましたが、さらに次の世代では廃
業となるかもしれません。株式会社と違い医療法人は監督する行政にとっ
ても運営する経営者にとっても扱いにくい形態だと思います。

　伯鳳会グループは、社会福祉法人を２つ（大阪暁明館、あそか会）買収

しましたが、知人に「持分のない社会福祉法人を大金で買収して何になるのか。給料で取り返すなんて到底無理だろう」と、不思議がられたことがあります。買収といっても私個人のお金ではなく、医療法人からの出資ですから、伯鳳会グループの規模拡大、経営安定のために良い投資だと思い実行しました。しかし、キャピタルゲインがない以上、実質経営破綻しているなど経営者が自己破産するリスクがある場合以外は、売り手にメリットはありません。買収後に経営がいくら良化しても、キャピタルゲインが得られないために買い手側には買う意味がないと考える人も少なくないと思います。

　理事長交代の次なる注意点として買収した法人への理事長就任後はその法人が自力で成立するよう、資金繰りを維持させねばならないことです。なぜならば、医療法人、社会福祉法人は他の法人への資金の移動、注入を行ってはならないという法律があるからです。

　私は買収する債務超過の社会福祉法人に、医療法人から３億円の寄付を行いM&Aを実行したことがありますが、寄付を行おうとしても税金が控除される寄付の限度額はわずかですので、経済的にはお勧めできる方法ではありません。

　したがって、理事長交代の場合は、経営権を取得した法人の経営を短期間に安定させる目途が立たない時は、ミイラ取りがミイラになる懸念があります。

　買収を終えた法人単独で早期に事業が成立しなければ立ち行かないため、事前の経営再建計画が蓋然性の高いものでなければチャレンジできません。また、経営者が交代すれば経営が立ち直るであろうという信頼感を、新しい経営者が金融機関から得ていることも大切だと思います。そうでなければ、M&A後の運転資金の確保に苦しんだり、長期借入金の貸しはがしの動きが起こりかねません。

③責任とリスクの継続

　さて、理事長交代によるM&Aでもう一つ気を付けないとならないことは、対象法人のすべての責任とリスクが引き継がれるという問題です。

　M&Aの実行前には財務、労務、法務などの調査を行うのですが、これで明らかにならなかった簿外債務や労働問題、医療訴訟や行政処分もすべて新理事長は引き継がなければなりません。売却対象法人がわかりやすい経営をしていて、ステークホルダーの数が少ない場合はよいのですが、転売を繰り返されている病院や、いわゆる「闇の紳士」が跋扈する問題病院、反社会的勢力と距離の近い病院はこのような問題が起こりやすいことに留意しなければなりません。

　当然ですが、法人理事長交代の場合はこれを契機に正当な理由なく余剰職員を解雇したり、一部の問題職員を解雇することはできませんのでこれも注意が必要です。

④個人病院におけるリスク

　医療法人の理事長交代は経営再建計画が現実化し、資金面の問題さえ解決すれば順調に進みますが、法人格を持たない個人病院の場合は注意が必要です。

　法人格を持たない病院を買い手側の医療法人に吸収する場合は、病床数の確保が保証されません。病床は本来、公のもので、各医療機関に割り当てられているという建前があります。理事長交代なら問題はないのですが、個人病院の場合は一旦公に病床を返し、再度割り当てるという手続きになります。そうなると地元医師会、行政との調整が必要となり、肝心の病床が予定どおり引き継げないリスクが出てきます。医師会は新しい経営者を警戒しますし、病床過剰地域の行政は引き継ぎ病床数を削減、もしくはゼロとしたいのです。

　伯鳳会グループは2006年に兵庫県姫路市の産科婦人科小国病院39床をM&Aしましたが、この病院は法人格を持たない個人病院でした。全病床を引き継ぐために、医師会と協議のうえ、診療科を変更しないこと、現在の場所から移動しないことを条件に39床全病床の引き継ぎが可能となりました。

　当時は産科医療の危機、産婦人科医の逼迫が大きな社会問題となってい

た時期で、行政もこれを承認、事なきを得ましたが、他の診療機能の病院であった場合は病床の引き継ぎができなかった可能性がありました。

　同様に、医療法人の病院を法人格を持たない個人に売却する場合にも問題となります。2020年には小国病院をそこの勤務医にマネジメント・バイアウト（職員に買い取ってもらうこと）しましたが、伯鳳会グループ内の別医療法人を使いました。

　すでに伯鳳会グループで法人格を取得しており、廃院予定の藤森耳鼻科医院の母体である藤森医療財団に小国病院を移管し、その藤森医療財団の理事長に小国病院の次期経営者が就任、その後藤森耳鼻科を廃院にするという手法を用いました。

２）病院の事業譲渡

　事業譲渡とは、売り手側の法人は存続したままで一部の事業を切り離して買ってもらうという手法です。例えば、二つ以上病院がある場合、一つの病院を切り離して譲渡する、病院と老健がある場合、老健だけ残して病院を譲渡するという事例です。おおくまセントラル病院（図表2-4-1　現・はくほう会セントラル病院）は2015年、この事業譲渡の手法にて医療法人伯鳳会に編入されました。

　事業譲渡が行われる場合、普通は切り離す病院が大幅な赤字で、残す病院、もしくは施設が黒字かわずかな赤字という状況です。また、切り離す病院が残す病院よりも小さいとは限りません。経営規模を小さくして経営の精度を上げ、キャッシュフローを確保することも一つの経営判断という場合もあります。そうすれば切り離す病院の赤字、多くはキャッシュフローもマイナスで出血が止まらない病院の止血ができるため、損益計算書が一気に改善します。さらに、その病院の時価＋αのキャッシュが入るため、売却病院を担保としていた借入金を金融機関に返済すると、B/Sも小さく引き締まった財務諸表になります。

　これまでのM&Aでは、複数の病院を持つ医療法人での一部の事業譲渡

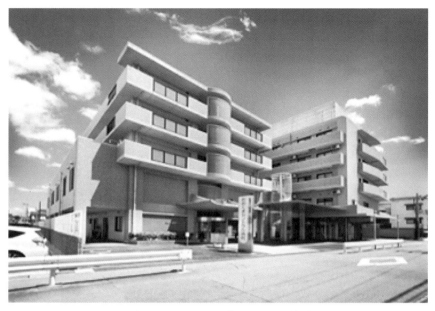

図表2-4-1　はくほう会セントラル病院

　案件を２件経験しました（１件はクロージング直前に不成立）。どちらも残す病院より売る病院のほうが規模が大きく、しかも新しい病院でした。不成立の１件は、事業拡大を急いだものの、設備投資が過大であり、２つの病院を同時にマネジメントできなかったという事例です。成立した１件は後継者に法人を引き継ぐ際に、後継者が事業規模を縮小し、黒字部門のみを運営することを望んだため、赤字部門を切り離した案件です。

　買い手にとって事業譲渡には雇用に関する大きな利点があります。最大の利点は購入する病院の職員を選択して雇用できる、労働条件も自由に決められることです。

　売り手法人は病院を売却する、すなわち事業所の閉鎖なのでそこに所属する職員を解雇することが認められています。買い手法人は解雇された職員を全員雇用する義務はなく、選択することができます。また、買い手側の労働条件が不満な職員は雇用する必要がありません。そのため、余剰人

員の整理や不自然に給与の高い職員、高齢の職員、不満分子になりそうな職員を整理することができます。

　われわれは面談の後、明らかに雇用継続に適しない職員をカットし、さらに余剰の場合は年齢の高い人、調整手当などの付いている人、住居が遠方で通勤手当の高い人から順番にカットしています。職場の近所に家族で住んでいる人は多くの場合、雇用継続します。通勤手当が安いだけではなく、家族が患者になってくれる場合が多いからです。

　事業譲渡のもう一つの利点は、事業譲渡の時点で売り手側法人は職員全員に退職金を支払うことになりますから、退職金の引き継ぎが基本的にないことです。ただ、売り手側はキャッシュリッチであることは少ないため、その資金捻出のために売り手側がプレミアムを要求することがあります。これは買い手としては理不尽な支出ですが、売り手としてもない袖は振れないため、一定の配慮が必要な場合があります。

　なお、時に事業譲渡にもかかわらず、希望する職員の全員継続雇用や労働条件の期限付きの不変更を売り手側が条件とするケースもあります。さらに、一般的には新規採用後３年間は退職金がないため、退職金の引き継ぎまで希望する場合があります。これでは、買い手側としてはM&Aの魅力が半減しますが、それでも買い手が買収を希望する場合は条件に応じざるを得ないこともあります。

　しかし、ここまで譲るとM&Aした病院の経営立て直しが難しくなることは覚悟しなければなりません。M&A時の金銭的負担以上に職員の意識改革が困難となるためです。

　理事長交代の方法を用いる場合、買い手にとって不利な点として、隠れ債務、労働問題、医療訴訟、行政処分なども同時に引き継がねばなりませんが、事業譲渡の場合はこれらを一切引き継ぐリスクがなくなります。隠れ債務、労働問題、医療訴訟などは、事前の企業精査でも見つけられない場合がありますが、これらの問題はすべて事業譲渡を行った売り手側法人に帰属します。買い手にとってこれらのリスクを排除できることは大きな

利点です。

3）担保・所有権の確認

　さて、売り手側の医療法人の経営状態が極めて悪く、客観的に見れば民事再生に進むほかないケースでも、一部の病院を事業譲渡してキャッシュを得て、医療法人の存続を図り、民事再生を免れようとする場合があります。

　その場合は、事業譲渡物件の担保が譲渡対価のキャッシュですべて外れるか、引き継ぐ医療機械などに担保が付いていないか、別な所有者がいないかを十分に調査しておかねばなりません。

　もし、譲渡病院、譲渡される医療設備の担保が外れない、あるいは事後に別の人物が所有権を主張することになると、事業譲渡を受けた病院は大損害を被ることになります。

　事業譲渡でのM&Aには単純に赤字部門を切り離すものも多いのですが、譲渡を希望する法人本体が火の車になっているケースでは、いわゆる闇の紳士が食い込んでいる場合が多く、意外なリスクが隠れている場合があります。闇の紳士は、民事再生に進まれて裁判所の所管する事案になった時点で仕事ができなくなりますので、あの手この手で民事再生に進まぬように圧力をかけてくる場合があります。

　経営不振物件、倒産寸前物件こそ、闇の紳士の活躍の場で、本当に民事再生にしてしまい、病院が立ち直っては困るのです。

　最後にこれは利点でもあり欠点でもあるのですが、事業譲渡の場合は当面、M&Aした病院単独でキャッシュフローが回らなくても持ちこたえられるという点です。

　M&Aした病院は、買い手側法人の決算に吸収されますので、大型設備投資が必要な場合も増改築が必要な場合も、取得側の資金力によってこれが可能となります。これは良いことでもありますが、M&Aされた病院の自立性がいつまでも確立されず、経営が甘くなる危険があります。

　経営が改善される前から大型医療機械が更新されたり、増改築が行われるようでは、職員の意識改革は進みません。M&Aした病院単独でフリーキャッシュフローが回り、新規投資の回収が問題ない時点でなければ新規投資は行うべきではありませんが、大型医療機械の故障や陳腐化などで、時に背に腹は代えられない場合もあります。

　事業譲渡された病院には、それ相応の問題があることに職員が気付かないようでは、経営改善はなされないのですが、買い手側法人の財務力により経営は維持され、必要な設備投資も継続され、これに雇用条件の維持も重なると職員の意識改革は極めて難しくなり、M&A後の経営改善困難事例になってしまいます。

４）倒産物件の引き継ぎ

　伯鳳会グループは、倒産物件のM&Aを２例経験しました。

　１例目は2005年、われわれの最初のM&Aとなった兵庫県明石市魚住の十愛会国仲病院（87床　図表2-4-2）です。この法人は、遠隔地に介護老人保健施設や診療所を新規に開設するなどの急激な事業拡大にマネジメントが追いつかなかったために倒産し、いくつかの事業に分割されて整理回収機構（RCC）が競売にかけた病院でした。

　前経営者は院内にしばらく籠城していたそうですが、私は一度も顔を合わせることがありませんでした。院内の物品には赤札がベタベタと張られた状態で、われわれが落札した時期は家具調度品の運び出しの真っ最中でした。病院には残った若干の職員と取り残された60人ほどの高齢入院患者がいるだけで、外来患者数は１日20人足らずでした。幸い、経営者ではない、いわゆる雇われ院長が１人残っており、最低限の医療をしていました。

　7.2億円で入札し競り落としたのですが、経営交代直前に調剤薬局が撤退し、外来処方に問題が生じたうえ、病院に駐車場の土地を貸している地主からは当初、引き続きの貸し出しを拒否されました。RCCの弁護士は事案を早くクロージングさせるのも役割ですから、6.5億円にダンピング

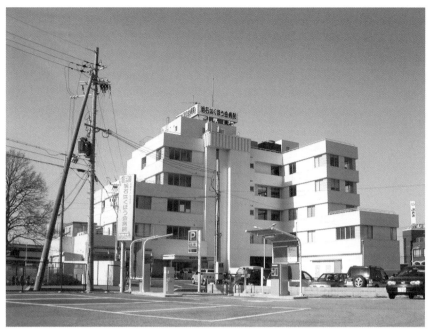

図表2-4-2　兵庫県明石市にあった十愛会国仲病院

してきたため、伯鳳会が買収を行いました。おそらく、二番手のビッド（入
札価格）が6.5億円であったのだろうと予想します。

　病院は明石はくほう会病院と名称変更し、値引き額と同じ7,000万円で
病院改修の後、当時は少なかった回復期リハビリテーション病棟を中心に
運営することで収益を改善し、6年間同地で運営、買収・改修資金を回収
した後に明石市二見町へ移転新築し、明石リハビリテーション病院（109
床　図表2-4-3）として、順調な経営を続けています。

　このような倒産物件に残っている職員は、正直、優秀か否かは疑問があ
ります。その病院に他の病院にない特徴があれば、その医療を行いたいが
ゆえに残っている職員もいますが、普通の病院の場合は他に就職する自信
がない職員、事の重大性を把握できないでいるうちに取り残された職員か
もしれません。

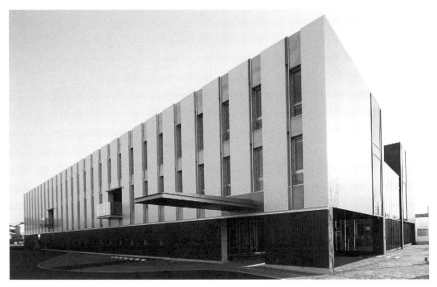

図表2-4-3　十愛会国仲病院を移転新築した明石リハビリテーション病院

　しかしそのような職員は、新しい経営者の経営方針に従うしか病院に残る方法がないため、改革の抵抗勢力とはなりません。能力、気力、体力が不十分な職員かもしれませんが、指示待ちであっても指示には従うという特徴があると思います。また、彼らは自ら医療人としてはB級だと自覚しているのかもしれません。しかし経営が好転し、病院に活気が生まれ、自らの処遇も改善されると自信が芽生え、医療に前向きに積極的に生まれ変わることが少なくありません。

　病院経営は教育ではありませんが、人間は仕事を通じて成長できるものだと思います。もともと、医療を志す人間は素直で優しい人が多いのです。覚醒すれば必ず有力な職業人になります。私は教育者ではありませんが、職員が変わる、前向きになる、自信を持つ美しい瞬間に何度も立ち会うことができました。

　倒産物件引き継ぎの２例目は、東京都墨田区の白鬚橋病院（図表2-4-4）です。この病院は下町の救急病院として都下有数の病院でした。許可病床

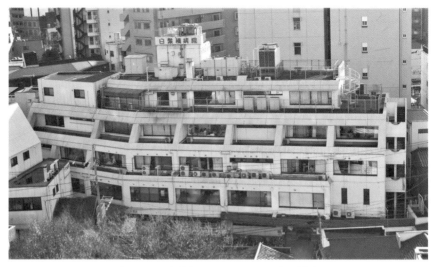

図表2-4-4　東京都墨田区にあった白鬚橋病院

数は199床なのですが、老朽化、狭隘化のため144床しか使用されていない
など、さまざまな課題を抱えた病院でもありました。

　倒産前の給与遅配や賞与の大幅減額などで職員は半減しており、M&A
当時は病床が100床以下しか稼働しておらず、しかも看護基準が7対1ど
ころか13対1も守れない状況で、病院長の同門の後輩の病院から看護師を
派遣してもらわねばならない状態でした。

　常勤医も4人まで減少していました。ところが、この病院はそれでも年
間5,000台近い救急車を受け入れていたのです。

　このように、白鬚橋病院は疾患として受け入れ困難な患者の救急以上に、
社会的に受け入れ困難な患者の救急医療に関しては都内唯一の医療機関で
した。患者は生活保護を受けている人が多く、救急搬入される患者はホー
ムレス、行き倒れ、アルコール中毒、薬物中毒、喧嘩などの犯罪者の割合
が極めて高いという特徴がありました。そのため、都下の消防隊、都、墨
田区から、社会的な課題を抱えている患者のため、なくてはならない病院
として期待が寄せられていたのです。

　その一方、災害医療においても民間ではトップクラスの実績のある病院でした。倒産は2012年のことですが、その前年2011年に発生した東日本大震災において、東京DMATの一員として活発に活動していました。倒産前後に東京DMAT指定のほか、災害拠点指定など多くの資格をはく奪されたのですが、災害医療に関する意欲は倒産時においても旺盛だったようです。

　2011年12月下旬に白鬚橋病院の民事再生手続きの申し立てが裁判所に提出され、同時に引き受けるスポンサー法人もメディアに発表されました。年が明けた2012年、東京の友人に年始の電話をかけた際、「Ｉ先輩の病院が大変だねえ、A会にM&Aされたんだね」と言うと「それどころじゃないんだ。A会がスポンサーを降りたんだ。古城、代わりにやれないか」と。「やれと言われるならやるよ」と答えると、１時間後にはＩ先生から電話がありM&Aに向けてどんどん話が進んでいきました。実はＩ先生とは大学が同窓であり、全日本病院協会の救急防災委員会でもご一緒させていただいており、Ｉ先生が委員長、私が委員という関係でした。白鬚橋病院にも一度お邪魔したことがあり、病院の雰囲気もすでに知っていました。

　お話が来てから知ったのですが、すでに一度白鬚橋病院にはA会と異なる別法人が短期間ですが立て直しに入った時期がありましたがうまくいかず、手を引き、ついに民事再生に進んだという経緯がありました。

　この病院を引き受けた理由は、東京都の中でも最も医療需要の先行きが良く、将来性のある東京都区東部という絶好の立地もさることながら、職員が医療に対して前向きで意欲があったためです。確かに社会的弱者に対する救急医療に特徴があったのですが、現場のスタッフは彼らを粗末に扱うどころか、彼らに対する愛情を感じることすらできたのです。

　行っている医療も伯鳳会の経営理念である平等医療に強く合致しており、文化的なすり合わせも容易と考えました。

　兵庫県内、大阪府内の病院をM&Aして業容を拡大してきた伯鳳会グループですが、将来の最大のマーケットと目される東京圏への進出は常に

狙っていました。倒産物件のため、債務は圧縮されるとはいえ、白鬚橋病院はFCF（減価償却費±税引き後損益）でも大幅な赤字病院でした。しかし、事業としての社会的価値、いわゆる面白さは抜群と感じました。

とはいうものの、この病院は闇が多く、後顧の憂いを断つためとして、管財人弁護士の判断で入札前日に民事再生法から会社更生法に切り替えられました。管財人からの入札価格を変えないでほしいという要請に応え、民事再生時の予定価格で入札を行いました。その結果、われわれを上回る金額をビッド（入札）する法人はなく、無事にわれわれが落札しました。

入札の時点で、民事再生法では負債の圧縮が不十分であるため入札価格が高くなりすぎる、おそらく入札する法人はなく、会社更生法で再入札になると考えていた法人が多かったようです。

裁判所が入札を締め切った翌日には白鬚橋病院には全国各地の有力民間病院から次々と電話が入り、当時の事務長は「入札不調だろう、次はどうなりそうか？」と質問されたそうです。私の友人の病院からの電話もあったことには苦笑してしまいましたが、価格さえ下がれば大変魅力的な病院であると、多くの病院経営者が考えていたということです。

デューデリジェンス（価値やリスクの評価）の時点である程度把握していたのですが、この病院は外部より有象無象に食い込まれ、MS法人を用いてリースにて資金をMS法人に集めたのち、病院を倒産させるという計画倒産事例でした。一つの物品に数社がリースを付ける多重リース、リース物件のない空リース、さらには空リースへの多重リースなどが大量にあり、リース代を増やすために常識的にはハード込みで2億円以下で導入できる電子カルテを10億円でリース契約していた事象までありました。このため、月間のリース代金が4,500万円にも及んでいました。これらを整理しただけでリース代金は月間700万円になり、そのままで黒字化したのです。

白鬚橋病院におけるMS法人を用いて行われたキャッシュの流出方法の一例（図表2-4-5）を示します。MS法人は実際には31台しか買っていない

計画倒産（キャッシュ創出）の方法

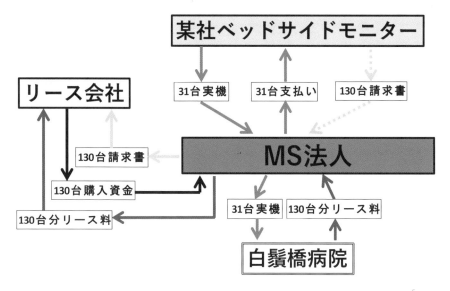

- Hakuhokai Group -

図表2-4-5　白鬚橋病院の計画倒産の仕組み

ベッドサイドモニターをリース会社から得た資金で130台購入したとリース会社に報告し、130台分の購入資金をMS法人に流していました。しかし、ベッドサイドモニターのメーカーには31台分しか購入資金を払いませんから、ベッドサイドモニター99台分の金銭がMS法人には残ります。その後、毎月130台分のリース料をリース会社に支払っていきます。その130台分のリース代金の捻出先は31台しかモニターを入れていない白鬚橋病院です。もし、リース満了までリース代金を払い続ければ、MS法人は金利負担の分だけ持ち出しになりますが、リース満了よりかなり早い時期に白鬚橋病院を倒産させ、MS法人を放置して逃げ切れば相当額の資金が持ち出せるという仕組みです。

　これと同様の手法が徹底して行われていました。医療機械、温冷配膳車、

電子カルテなど、不正リースは多岐にわたっていました。MS法人の役員は全員配偶者をフィリピン人女性にしてあったと聞いており、私がスポンサーに名乗りを上げた時点ですでに一人残らずフィリピンに出国しており、回収することはできない状況だったようです。

　さて、リースを整理し経営改善の目途が立ったため、速やかに職員の処遇を改善したところ、辞めていった職員が次々と白鬚橋病院に戻り始めました。彼らは生活のために病院を離れざるを得ませんでしたが、救急医療、災害医療を続けたかったのです。

　こうなると強いです。良好な経営数値を積み上げ、M&A 5年後の2017年には同じ墨田区内の東武スカイツリー線曳舟駅前に200床の東京曳舟病院として移転新築し、現在も活発に活動しています。災害拠点病院、東京DMAT病院などの資格も移転までにすべて再取得できました。

　以上の2つの事例のように倒産物件は必ずしも不良物件ばかりではなく、優良病院に転換するものもあるのです。なによりも職員には「自分の病院は倒産した」という自覚がありますから、医療倫理に基づく経営理念を打ち立て、合理的な経営改善計画を提示すれば反対勢力は生まれません。そして、一度打ちひしがれるような思いをした職員は、復活すると病院に対するロイヤルティーは大いに高まり、強力な戦力になるのです。

5）医療法人の合併

　病院M&Aのもう一つの方法として医療法人の合併があります。私は、この方法でM&Aを行ったことがないので、紹介することはできません。成書に譲りたいと思います。

M&Aの手順と企業精査（デューデリジェンス）

　私が行うM&Aの流れは、①M&A候補となる物件の持ち込み、②秘密保持契約書、③病院の隠密視察、④帝国データバンクからの情報取り寄せ、⑤トップ面談、⑥希望価格のビッド（入札）、⑦基本合意書の締結、⑧企業精査（デューデリジェンス）、⑨クロージングとなります。

１）物件持ち込みから基本合意まで

　まず、①M&A候補となる物件が持ち込まれますが、多くの場合は物件の具体的な名称は伏せてあります。「兵庫県内の100床〜200床の一般病院」といった程度です。場所についてはもう少し詳しく、「中播磨地区」、「南阪神地区」など、二次医療圏程度まで当初より開示されることもあります。これだけで具体的な病院名が類推できる場合もありますが、多くは不明です。

　仲介者と話をする段階で、仲介者がM&A成立の可能性があると踏んだ場合は口頭でもう少し情報をくれる場合もあります。全く興味のない地域、興味のない分野でなければ一度は話を聴くことにしています。このため、次の手順として仲介者を介して売り手側と②秘密保持契約書を交わします。この前後で仲介者のフィーに関する条件も聞いておかなければなりません。

　秘密保持契約書を交わすと、売り手、仲介者から病院名、理事名簿、社員名簿（株主構成）、貸借対照表、損益計算書に加え外来患者数、入院患者数などの医事情報、売り手側の希望条件（主に価格以外の条件）、建築図面などが入手できます。その情報を見て魅力を感じ、買収に至る可能性を感じたら、私は数日以内に③お忍びで病院視察「隠密視察」に行きます。

　病院視察では、最寄りの駅からの距離、高速道路ランプからの距離、街並みなども大切な情報になります。病院の周囲を車で見て回るだけで病院には入りません。身売りのうわさの出ている病院では、それらしき人物が

入ると職員に敏感に察知される場合があるからです。必ず女性幹部を連れて行き、その人を病院の中に潜入させます。女性は男性ほど警戒されません。

　病院内に入った女性幹部に見てもらうところは、建物の老朽化の具合よりも掃除の状況です。古くても掃除の行き届いている病院は職員の士気が落ちておらず、経営のやり方によって再浮上が期待できます。次に入院患者の服装や顔を見ます。同じ療養病棟、回復期病棟でも患者の着衣がこざっぱりしており、鬚が剃ってあり、きれいに洗顔してある病院は看護師、介護士の医療人としての矜持が保たれています。受付や廊下ですれ違う職員の接遇もポイントです。

　これらが荒れている病院は建て直しに時間がかかります。

　隠密視察で可能性を感じた場合は、さらに④帝国データバンクから経営情報を取り寄せます。医療法人の場合は情報量が不十分な場合が多いのですが、過去に和議や民事再生がないか、転売を繰り返している物件ではないか、現経営者の人物評価などがわかる場合が多いです。同時に仲介者を介して疑問点や売り手の希望を聞いていきます。

　納得できるようなら、⑤トップ面談となります。仲介者と一緒に面談になる場合が普通ですが、面談の中で席を外してもらい、売り手トップと二人で話をする場合もあります。

　一般に売り手は複数の買い手と話を進めていますから、期日を定めて⑥希望価格をビッド（入札）することになります。これで第一順位となった場合は、⑦基本合意書を売り手と買い手が締結することになります。ここまでこぎつければ80〜90%はM&Aが成立するでしょう。

　この基本合意書は大切なもので、売り手は「○○や○○の事象がなければ必ず○○億円であなたに売ります」、買い手は「○○や○○の事象がなければ必ず○○億円であなたから買います」との契約書です。

　一般に買収後の職員の処遇や経営者の処遇なども合意事項として盛り込まれます。基本合意書は売り手、買い手ともに法務、財務の専門家のアドバイスを受けて作り込む必要があります。売りたい、買いたい側は気が焦

りますし、法的・財務的に細かい事象も含まれますから、専門家の手を借りなければ困難でしょう。専門家の手を借りるには報酬が発生しますが、基本合意書の草案作りの段階から、公認会計士または弁護士で、M&Aに慣れた専門家と契約し参画してもらうことをお勧めします。

　私がいつもお願いする方は公認会計士です。M&Aに精通している方で、この方のアドバイスで仲介業者の提示する基本合意書を修正して作り込みます。弁護士にはこの時点までは参画してもらうことは一般的にはありません。

2）企業精査（デューデリジェンス）

　基本合意書が締結されると、日時を決めて⑧企業精査（デューデリジェンス）に入ります。病院の会計資料、医事資料、法務の精査と幹部面談です。これはチームで行うことになりますから、公認会計士、弁護士のほかに買い手側病院の医事課職員、経理職員も動員されます。病院の規模にもよりますが、総勢5〜10人くらい、期間は3〜5日程度だと思います。

　倒産物件の場合は破産管財人との面談後、いきなり企業精査になります。複数の法人がデューデリジェンスのチームを送り込み、ビッド額を入札し合うことになるため、チーム間の日程調整が必要になることもあります。ここでこれまでに提示された資料との著しい乖離や法務の問題（脱税や医療訴訟、労働裁判、行政指導など）が出てきた場合はM&Aが中止になることがあります。

　私は過去の案件で、金庫から白地の借用書が出てきたためM&Aを中止したことがありました。また、病院の資金の出し手に不都合な人物がいたため、中止したこともあります。

　この時点でも売り手側病院は幹部職員にもM&Aのデューデリジェンスであるとは知らせていない場合が少なくありませんから、「経営立て直しの調査」といった名目で作業が行われることも多いです。それどころか、調査をしていることにすら気づかれないように、デューデリジェンスを院

内で行わず、近隣のホテルの一室を借りて行うことを希望する売り手もいます。

　デューデリジェンスの中には幹部職員（院長、事務長、看護部長など）との面談、聞き取り調査が含まれる場合が多いのですが、デューデリジェンスを行う時点で幹部職員にも病院の売却を検討していることを伝えていない場合があるので、十分な聞き取りができない場合もあります。これは買い手側のリスクになりますが、売り手側の強い希望があればそれを含んだうえでの調査となります。

　幹部職員面談は院長、事務長、看護部長から情報を取るというだけではなく、彼らが今後も病院にとどまりそうか、どのような人柄かを知っておくこともできるため、M&Aを進めるには大切な事項です。

1）価格決定の計算式

M&Aは売り手と買い手の価格が折り合うことが成立の最大のポイントです。しかし、買収価格の決定はあまり難しくは考えないようにしています。どのような理屈で価格を決めようが、買い手、売り手双方が納得しなければ成立しないからです。

大企業のM&Aでは、ディスカウントキャッシュフロー法（DCF法＝収益還元法）という将来価値に注目した値付けが用いられるようですが、中小企業や医療・介護は資産の時価に一定のフリーキャッシュフロー（FCF＝減価償却費＋税引き後損益）を加えた価格で決めるほうが現実的だと思います。

M&Aの俎上に乗る医療・介護施設は、現状のFCFに関しては大きな額は望めず、DCF法では二束三文になってしまいます。投資という面で考えれば構造的に利益の出しにくい医療事業を大きな金額で取得するのは実はナンセンスなのでしょう。しかし、今後も医療介護を生業として事業を長期的に存続させたいと考える一部の買い手にとっては、価値があるのです。

私は総資産＋（FCF×3～5）を用いることが多いです。もっともこれは原則にすぎず、案件の魅力度やM&Aに要した総投資額を何年で回収できるか（総投資額／FCF）によって価格は上下します。この計算方法では、FCFが少ないが総資産の多い病院は相対的に買いにくい物件になり、逆に総資産が少ないがFCFのある病院はお買い得になることが多いです。したがってさじ加減が必要になるわけです。

計算式で明らかなように、このやり方では総資産の中身は買収価格に影響しません。総資産の多くが自己資本であろうとも借入金であろうとも、総資本額は同じになるからです。持分の買い取り、理事長交代の場合は借

入金の引き継ぎこそすれ、ニューマネーを要しないという点では自己資本比率が低い方が買いやすい場合もあります。

2）事例にて考察する

　病院の評価例を考えてみます（図表2-6-1）。

　A病院は総資産30億円、FCF３億円、B病院は総資産30億円、FCF１億円の病院です。買収金額に総資産＋（FCF×３〜５）を用いるとA病院は39〜45億円、B病院は33〜35億円で買収することになります。買収価格には、法人の借入金も入っていますから、その額を引いて、A病院前オーナーは19〜25億円を、B病院前オーナーは23〜25億円を手にすることになります。

　FCFが今後も変化しないとすれば、買収コストの回収にはA病院は13年〜15年、B病院は33年〜35年必要です。回収年数を考えるとA病院はFCF×５を用いても妥当性がありますが、B病院はFCF×３でも多すぎると思います。

　しかし、純資産がA病院は10億円に対し、B病院は20億円ですからA病

単位：百万円	A病院	B病院			A病院	B病院
借入金	2,000	1,000		買収金額①	3,900	3,300
純資産	1,000	2,000		買収金額②	4,500	3,500
総資産	3,000	3,000				
				前オーナーへ①	1,900	2,300
減価償却費	200	150		前オーナーへ②	2,500	2,500
税引き後利益	100	-50				
FCF	300	100		プレミアム①	900	300
				プレミアム②	1,500	500
①FCF×３	900	300				
②FCF×５	1,500	500		回収期間①	13	33
				回収期間②	15	35

図表2-6-1　M&Aにおける病院の評価例

院前オーナーが受け取るプレミアムは9〜15億円、B病院前オーナーが受け取るプレミアムは3〜5億円になります。そうなると、B病院前オーナーは買収金額が総資産＋FCF×3では少ないと思うかもしれません。

　この辺りまで計算して、後は相対売買の場合は交渉、入札の場合は自分の妥当と思う金額、競合相手が出してきそうな金額を考えて入札です。買収金額を大きくすると回収期間が長くなりますが、病院の経営改善に策があり、FCFの増大が見込まれるのならば少々高く買ってもよいでしょう。逆に見込みがなく回収期間が長期に及ぶ場合は安く買えれば良い物件でしょうか。私はそうは思いません。買収を行うべきでない物件だと思います。

　なぜなら、現在利益が出ていて減価償却費も多い病院は、そのままで大きな設備投資がいらない場合が多いのですが、逆の病院はFCFを増やすための追加の設備投資コストが多額に及び、ますます回収に時間がかかってしまう場合があるからです。

　A病院、B病院をプロファイリングすると、A病院は比較的活発で利益も出ており、必要な投資も行っている病院で、比較的若い病院かもしれません。それに対しB病院は長く事業を行っており自己資本の蓄積はありますが、利益が少なく設備投資も不活発な病院のように見えます。

　ただしこのプロファイリングはA、Bが同じような立地条件の場合です。立地条件次第でB病院のような財務を呈してしまう場合があります。都会地の病院で地価が高い物件、特に購入時は病院の利回りで経営できる程度の地価であったものが、急激に地価が値上がりし、含み益が増大、純資産もそれにつれて増大してしまった物件です。この場合はB病院はA病院に比べて病床数の少ない小型の病院かもしれません。こうなるとP/Lに比べてB/Sの大きすぎるアンバランスな財務諸表を呈することになります。

　実は東京都内、大阪市内にはこのような状態になって売るに売れなくなった中小病院がたくさんあります。ホテルや店舗、マンション業者なら地価が高額な場合もそれに応じた客単価の高いホテルの経営、利益の大きな高額商品の販売、高額なマンションの分譲ができる自信があれば高額で

落札することもよいのでしょう。ですから、含み益も悪い話ではないでしょう。しかし、病院事業はほとんどすべてが公定価格の診療報酬ですから、土地の価格と事業規模、利益規模が釣り合わなくなってバランスを崩してしまう場合があります。総資産が大きくなりすぎて病院事業では回収不可能となり、買い手が出てこないというわけです。早めに郊外に移転するなどできればよいのでしょうが、地域密着型の病院事業ではそれは容易ではありませんし、地域医療計画があるため移転は不可能な場合も多いのです。この場合は、病院事業を清算し、土地を更地として売るほかはないでしょう。

　地価が高くとも商業地の地価は、その土地の収益性によって決まりますから買い手は現れると思います。同一医療圏にてベッドが欲しい病院があれば買収してもらい、その後土地を売り払うことができれば、単に土地を売るよりは多めのキャッシュを手にすることができるでしょう。ただし、病院跡地は周囲の土地よりも安く買いたたかれる場合が多いそうです。病院は過去に多くの方が亡くなっている場所ですから、マンションなどの住居には敬遠されることがあるというわけです。

　M&A案件は多くは買収希望法人が複数あり競合となりますが、私がM&Aを行う場合のモットーは「良いものを高く買う」です。

　病院の買収案件は買収資金の回収に一定期間を要することが常態で、長期所有を前提とする以上、良い病院なら買収のための借入金返済額＜FCFが期待でき、法人グループの実力を上げますからイニシャルコストを必要以上に重視することはないと考えています。

　また、病院のM&A物件は当然秘密裡に進められるため、M&A案件を紹介してくれる仲介者が必要です。仲介料の決め方はさまざまですが、一般にレーマン方式がとられるため、案件が高額になるほど仲介者は利益が上げられます。さらに多くは成功報酬、そうでない場合も成功しなければ若干の手数料程度で終了してしまいますので、成立が期待される買い手に紹介したい事情があります。こうなると仲介業者を儲けさせられる買い手、売り手が納得しやすい高い価格を提示する買い手に良い物件情報が集中す

ることになるため、甘い買い手ほど優良物件にアクセスしやすくなります。

　M&Aを一生に一回しか行わないのなら安く買えることは良いことですが、M&Aを用いて事業拡大の継続を望むなら、適正価格で買う、やや高く買うことがコツだと思います。

3）営業権（のれん代）は償却できる

　営業権（のれん代）という言葉をご存知でしょうか。私はM&Aを始めるまでその言葉を知りませんでした。

　のれんとは、買収金額と純資産額の差額を言います。総資産30億円のA病院を39億円で買収したとしたら、39億円－30億円＝9億円がのれん代です（図表2-6-1）。日本独自の制度だそうですが、この、のれんの償却が日本の税法上許されているのです。償却期間は最短5年、最長20年です。償却期間5年を選択すると9億円÷5＝年間1.8億円が費用化できます。買い手の医療法人に年間5億円の税引き前利益があれば3.2億円に圧縮できます。その節税効果は年間7,000万円ほどでしょう。5年間で3.5億円の節税ができますから、39億円で買収したA病院は、実際は35.5億円で買収したことと同じです。

　B病院を33億円で買収した場合はのれん代は3億円、やはり5年で償却するならのれん代は年間6,000万円、節税効果は年間2,400万円、5年で1.2億円ほどです。したがって実際は31.8億円で買収したとも言えます。

　A病院とB病院との節税額の差は2.3億円になりますから、A病院とB病院の買収価格の差は39億円－33億円＝6億円ではなく、35.5億円－31.8億円＝3.7億円と言ってもいいでしょう。

　社会医療法人のように法人税が無税の病院では、のれんの償却は節税にはなりませんが、一般の医療法人においては、この節税効果は無視できません。

　買収価格にプレミアムを乗せる、つまりのれんを多めに計上することは、その全額がキャッシュアウトするのではなく、のれんの額のうち法人税相

当額は償却を通じて取り戻せることを知ったうえで値決めをするべきです。

第七章　M&Aの資金調達はどの金融機関を使うべきか

　M&Aが法人の理事長交代である場合を例とし、金融機関との交渉について考えるところを述べます。M&Aにて第六章に登場したB病院を買収した場合を考えます。買収金額は総資産＋FCF×3の33億円であったとします。

　物件が倒産物件でなければ債務は買い手が全額引き受けるため、買い手側はまず10億円の債務を引き継ぐことになります。それ以外に前オーナーに渡る23億円を調達する必要があります。

　さて、ニューマネー23億円と引き継ぎ債務10億円をどのように調達すればよいのか。私はニューマネーは一定額の自己資金（例えば3億円）に加えて、すでに伯鳳会グループが取り引きのある銀行から資金（23億円－3億円＝20億円）を調達することにしています。

　経営不振の医療法人を傘下に収めて、今後も業容拡大を目指していくには、経営不振病院であっても伯鳳会グループが手掛ければ再建可能であると期待する銀行が必要となります。銀行の貸し出し姿勢は、借り手側の実力だけではなく、金融機関を取り巻く社会情勢に左右されることが多いのは確かですが、一般的には過去に伯鳳会グループへのM&Aの資金調達で利益を上げた銀行ならば資金調達は容易ですし、今後も資金の出し手として期待できます。

　しかし、現在自分たち買い手側のFCFに余裕があるから、買収物件の担保価値が十分だからというだけで買収を行い、資金調達の交渉を行うのは間違いです。買収後の経営再建計画、買い手側へのシナジー効果、さらには買収病院を存続させる社会的意義などを一連のストーリーとして語ることができ、返済計画が間違いなく遂行されるであろうという心証を金融機関に持ってもらわなければなりません。

　銀行の担当者は支店長に稟議書を上げねばなりませんし、大型案件では支店判断ではなく本部決済になる場合もあるため、担当者が稟議書を書き

やすいように、納得性の高い再建計画書を作成することを心掛けねばなりません。これは融資を引き出すためだけではなく、自分の頭を整理し、買収後の経営計画を精緻化し、実行性を上げるためにも役に立ちます。

このペーパー（再建計画書）は、まず経営者が自ら骨子を作らないといけません。これが自身で書けないようでは、このM&Aにはどこか無理があるのです。さらにペーパーを完成させていくうえで自病院のスタッフの力を借りること。こうしておけばM&A後の経営再建に彼らは「自分事」として取り組んでくれます。この再建計画の作成に参加した職員は、病院経営を深く考えるようになり、職員の成長にも有効であるうえ、再建計画が達成された時には貴重な成功体験となり、次回の買収案件には積極的に取り組んでくれます。

次に売り手側の医療法人が持つ借入金10億円ですが、引き続き売り手が借り入れを起こしていた銀行にお願いすることが良いと思います。建前上は理事長交代の場合はそれだけの理由で借入金を引き上げることは理屈には合いません。借り入れは医療法人が起こしたものというのが、その理由です。すべての金融機関にはM&A後の経営改善計画書を作り説明を行うのですが、それでも経営者交代を機に返済を求める銀行もあります。その場合は無理をせずに買い手側の既存取引銀行に引き継いでもらえばよいのですが、私は積極的に伯鳳会の取引銀行に債務を肩代わりしてもらうことはしていません。売り手側に貸し込んでいる銀行は、実は、貸倒引当金の積み増しなどで問題物件となっている場合が多く、新しい経営者を歓迎することが多いのです。経営改善に成功した後には、一般的な貸借関係により利益を得た場合よりポイントが高くなるようで、その後は伯鳳会グループの有力な貸手となり、次のM&A時には有力な資金調達先とすることができますし、新たなM&A物件となる病院を紹介してくれることもあります。

売り手方のメインバンクは、経営が傾いてから以前のメインバンクの肩代わりでメインバンクとなっている場合も多いものです。その手の銀行は、いわゆるリスクを取る「山っ気」のある銀行なので、当初は金利は高いこ

とが多いです。しかし、利益を上げられる見込みが立てば他行以上に積極的に貸し出しを提案しますし、自行が抱えている別な困難事例である医療法人のM&Aを持ち掛けてくる場合も多いのです。そうなれば金融の枠を超えた事業パートナーとなります。

　病院M&Aは買収された病院の取引銀行にとってもよくある話ではありません。したがって、その病院がそれまで借り入れを起こしており、迷惑をかけていた銀行の担当者は担当者レベルで一括返済を求める場合があります。支店の方針として貸出金の引き上げを狙っていたのなら、担当者がその方針のまま新しい経営者と会い、同様の方針を伝えることがあるのかもしれません。特に担当者が若い行員ならそういう場合もあると思います。

　私としてもいかんともし難いため「仕方がないので返済を行い、他行で借り換えます」と言い、銀行支店を後にせざるを得ません。しかし、その銀行支店を出て1時間もしないうちに支店長から電話がかかってくるものです。「引き続き借りてほしい」と。

　われわれ伯鳳会グループは、過去の病院M&Aですべての病院の立て直しに成功し、多くの利益を上げています。支店の担当者レベルでは買い手である伯鳳会グループの情報収集ができていなかったのだろうと思います。

　伯鳳会グループは傘下に入った病院に積極的に設備投資をして経営改善を行い、高収益病院に転じることでFCFを増額させ、その増加させたFCFを使ってグループを拡大してきました。

　すなわち、資金需要が多く、過去の実績と現在のグループの財務状況から判断すると安全な借り手で銀行としては優良顧客だと思います。支店の担当者はこれを機会に交代する場合もありますが、そのままの場合もあります。

　担当者が変更されない場合でも担当者をリスペクトし、フラットにお付き合いをします。ちょっと言いすぎかもしれませんが、金融マンも含めて私は若い人が成長していくのを見るのが好きなのです。担当者は支店を移る時や担当替えになる時には挨拶に来ることが多いのですが、最初に小さなトラブルがあった担当者が言う「お世話になりました」には、何もトラ

ブルのなかった担当者の挨拶より本音が少しだけ多い気がします。

第八章　M&A後の病院再建計画の策定

1）M&Aを成功させるための必要FCF

　M&A後の再建計画を綿密に立てることは、買収病院の既存の借り入れ、新たにM&Aのために借りた借入金を順調に返済するFCFを生み出す方法を確立することと同義です。

　もう一度B病院を自例として考えてみましょう。B病院の買収金額は33億円でしたが、事業としては15年以内に回収するべきです。なぜなら、一般に買収に要したニューマネーの返済は建築などの設備投資に比べると銀行への返済期間が短く、15年以内であることが多いからです。

　15年間で回収するためには年間2億2千万円のFCFが必要です。減価償却費は1億5千万円ですから、税引き後利益が7千万円必要です。経常利益としては1億2千万円程度でしょう。つまり現在年間赤字額5千万円の病院を1億2千万円黒字の病院に改革する、すなわち利益を1億7千万増やせる経営計画が必要です。利益を増やすためには追加コストがかかり、減価償却費が増加することが普通ですから、総投資額は買収金額＋新規設備投資額となるため、15年で回収するためにはさらに大きなFCFが必要になります。

　これに加えて経営改善が軌道に乗った場合は、傘下に収めた病院がさらに発展するための設備投資を可能とする余力をつくり出す計画が必要になってきます。

　M&A物件では、初期段階には病床種別の転換が有効な場合が多いようです。病床種別にはICU、HCU、SCU、CCU、一般急性期病床、回復期リハビリテーション病棟、地域包括ケア病棟、医療療養病棟、障害者施設等病棟、緩和ケア病棟などがあり、他に介護医療院も病院に含まれます。

　一般に経営不振に陥った病院は、現在入院してくる患者、地域の他医療機関から受け入れが期待されている入院患者の状況と、保有する病床がミ

スマッチを起こしていることが多いようです。心情は理解できるのですが、古くから救急車の受け入れを行い、救急医療や急性期医療を行ってきた病院は近隣に強力な病院が現れたり、自院の医師が高齢化しアクティビティーが落ちたり、建物や設備が老朽化し高度医療に相応しくなくなった場合も漫然と旧来の急性期病棟を維持していることが多いのです。また、変化を好まない気風がある病院では、回復期リハビリテーション病棟や地域包括ケア病棟といった新しい種類の病棟の存在を知りつつも転換をためらう場合が少なくありません。

2)-1　事例検討　あそか病院

　2015年にM&Aした社会福祉法人あそか会・あそか病院（東京都江東区　図表2-8-1）は、許可病床254床のうち177床が急性期病床で、7対1の看護基準を取得していました。しかし、急性期病棟の日当円はわずか33,960円（‼）にすぎなかったのです。民間中小病院の7対1病棟の平均的な日当円は5万円〜5.5万円であるため、それに比べると1.5万円〜2万円以上も低く、ここが大きな赤字を生んでいることは明らかでした。

　平均在院日数はかろうじて18.0日と基準を満たしていましたが、急性期病棟の稼働率も71.9％にすぎず、これほどのボリュームの急性期病棟が必要ないことも明らかでした。

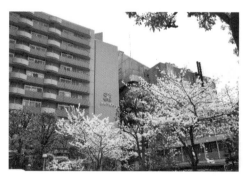

図表2-8-1　社会福祉法人あそか会　あそか病院（東京都江東区）

　日当点の低い原因も調査しましたが、手術数が少ないためドクターフィーが少ないことに加え、内科入院もホスピタルフィーの安い軽症者の入院が主で7対1看護が必要な患者はわずかでした。

　7対1病棟の平均在院日数の基準が守れていたのは早期退院に向けて努力していたからではなく、入院患者が軽症ばかりだったからなのです。しばらくは日当点向上への努力をしましたが改善傾向はわずかで、あそか病院で177床の規模のまま急性期病棟を維持すること、7対1看護を継続することはナンセンスとの結論に至りました。

　1病棟40床を7対1看護で運営するためには26人の看護師が必要です。これを10対1とすれば看護師は18人と、8人減少させることができます。これによる人件費の削減は月間350万円以上となります。

　一方、7対1看護の点数は1,650点／日／人、10対1看護は1,440点／日／人ですので、転換することによる日当点の減少は210点／日／人です。

　したがって40床の病棟がフル稼働した場合、減収は月間252万円です。人件費削減による経費減と診療報酬減額による収入減の差、すなわち利益の増加は1病棟あたり100万円に及びます。つまり、10対1看護で看護対応可能な病棟で7対1看護を行うことは間違いなく不採算に陥るのです。病棟が重症者で忙しく、5万円以上の日当点があって初めて7対1看護基準は成立するように診療報酬は設計されているのです。

　あそか病院ではさらに悪いことに、この不採算な177床もの急性期病床で7対1を維持するための看護師数維持に看護師紹介業者や派遣業者を使っており、これによるコスト増も甚大なものでした。あそか病院の日当点と人材の吸引力で177床もの7対1看護基準を維持するのは自殺行為だったのです。

　では、なぜあそか病院は長らく多くの急性期病床を保持し、7対1看護基準を守ってきたのでしょうか。

　一つには7対1看護基準を守らなければ看護師の確保が難しいという思い込みがあったことです。もう一つは、こちらのほうが理由としては大き

かったと思うのですが、この病院の歴史がそうさせたのだと思います。あ
そか病院は大正年間の関東大震災時に、築地本願寺が上野と日比谷に設立
した救護所を発祥としており、病院設立には皇族の九条武子さまのご尽力
がありました。戦後には全焼した病院をいち早く復興し、昭和天皇の御行
幸を賜るなど、名門病院としての地位を保っていました。時代が移り、都
立病院、大学病院が周辺に多く設立された時代においても過去の名声が邪
魔をして、業態転換が遅れたのだと思います。

　M&A後、あそか病院は急性期一般入院料１（７対１）177床を急性期
一般入院料２（10対１）へと転換し、病床数も85床に縮小しました。一般
病棟以外は、回復期リハビリテーション病棟（87床）、地域包括ケア病棟（44
床）、医療療養病棟（38床）へ転換するなど、充実を図っています。

　職員のモチベーションの向上や病棟改修による集患力の向上以上に病棟
種別と入院患者のミスマッチ解消による稼働率の向上は明らかでした。し
かも、10対１病棟が本来の急性期医療を必要とする患者になったため、７
対１から10対１に看護基準を変更したにもかかわらず、日当点も大幅に向
上しました。

　2020年、2021年の10対１病棟の日当点がそれぞれ45,590円、51,780円は、
かつての７対１病棟の日当点33,960円を大きく上回っています（図表2-8-2）。

年度	病床区別	看護基準	日当点	平均在院日数
2015	一般	7:1	33,960円	18.3日
	回復期リハ		33,890円	82.3日
2020	一般	10:1	45,590円	13.0日
	回復期リハ		42,320円	78.7日
2021	一般	10:1	51,780円	12.1日
	回復期リハ		42,730円	70.4日

図表2-8-2　M&A前後のあそか病院の日当点と平均在院日数

　つまり、当初の 7 対 1 病棟には 7 対 1 はおろか10対 1 でもまだ過剰な軽症患者がひしめいていたというわけです。

　これらの患者を適切な病棟へ転棟させることで、10対 1 病棟は本来の機能を果たすことができ、平均在院日数も2020年は13.0日、2021年は12.1日と、10対 1 で運営するには少し忙しすぎる病棟になりました。同時に転棟した患者も亜急性期・慢性期病棟で自身が本来必要であった医療サービスを受けることができるようになったうえ、病院の収益も向上したのです。

　改革を成すものは昔から「若者、よそ者、馬鹿者」と言います。私は若者ではありませんが、他の 2 項目には合致します。よそ者を経営者に招き入れるM&Aは買収を受けた病院にとって大きな変革をやり遂げるチャンスでもあるのです。

　コロナ禍の影響で急性期の病床稼働率は上下が激しいですが、コロナ専用に拠出しなかった43床の稼働率は常に100％を超え、亜急性期病棟、回復期病棟に一部の急性期患者が移らざるを得ない状況となりました。急性期病棟から転換した92床は回復期リハビリ病棟や地域包括ケア病棟として運営し、利益を上げています。病床区分の変更だけが原因ではありませんが、M&A前、2014年度のあそか病院単独での総収入31.7億円、経常損失2.9億円に対して、2021年度の総収入は49.9億円（18.2億円増）、経常利益は9.8億円（12.7億円増）と大幅に改善しました。

　この勢いを駆って、145床の増床が決定しており、10対 1 急性期病棟、回復期リハ病棟、地域包括ケア病棟をそれぞれ増床、緩和ケア病棟を追加する方針です。

　完成後は399床の大型病院となり、医療機能の向上と提供できる医療規模の向上が大いに期待できます。あそか病院は往時の輝きを取り戻しつつあります。

2）-2　事例検討　旭ヶ丘病院

　あそか病院は病院機能の急性期を減床して亜急性期を増床することで経

営改善を果たしましたが、主に慢性期病棟を減床しての成功事例もあります。

　2019年にM&Aを行った医療法人積仁会旭ヶ丘病院（埼玉県日高市　図表2-8-3）ですが、付帯施設も含む法人P/Lと病床区分の変更およびその日当円は、図表2-8-4、図表2-8-5に示します。

　M&A後、旭ヶ丘病院は医療療養用病棟を90床から60床に減床、10対1看護の一般病床も44床から19床に減床し、減床分を回復期リハビリテー

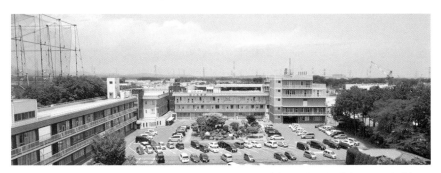

図表2-8-3　2019年にM&Aを行った医療法人積仁会旭ヶ丘病院（埼玉県日高市）

単位：千円	2018年度	2019年度	2020年度
医業総収入	2,053,799	2,354,709	2,673,367
医業費用	198,963	170,203	163,138
医業総利益	1,854,836	2,184,506	2,510,229
人件費	1,350,433	1,406,888	1,578,835
その他経費	508,919	431,397	461,518
減価償却費	62,024	37,931	56,375
一般管理費合計	1,921,376	1,876,216	2,096,728
医業利益	-66,540	308,290	413,501
医業外収入	22,897	32,341	109,111
医業外費用	39,202	25,596	27,734
経常利益	-82,845	315,035	494,878

図表2-8-4　旭ヶ丘病院の経営状況

年度	2018		2019		2020	
	病床数	日当円	病床数	日当円	病床数	日当円
一般(10:1)	44	28,661円	19	38,070円	19	36,514円
地ケア(入院料1)	8	34,144円	26	34,689円	26	34,144円
地ケア(入院料3)			37	27,333円		
療養(20:1)	90	17,383円	60	19,403円	60	19,566円
回リハ(入院料3)					37	33,218円
合計	142		142		142	

図表2-8-5　旭ヶ丘病院の病棟構成と日当円

ション病棟と地域包括ケア病棟に転換しました。また、介護老人保健施設を介護医療院に転換し、従来行っていた医療を慢性期から亜急性期の方向にシフトさせることで、大幅な経営改善を果たしました。

　M&A施行時の日高市の病院の状況をリサーチしますと、急性期には埼玉医科大学国際医療センターという巨大基幹病院がありましたが、周辺の病院は療養型病院に偏っており、亜急性期の医療を担う病院が不足していると判断したためです。

　地域の医療ニーズと近隣病院の状況を冷静に見極め、よそ者ならではの大胆な手を打てることがM&Aの利点の一つです。

　実は旭ヶ丘病院は、創業者の死後、短い間に2回のM&Aを経ており、われわれ伯鳳会グループは4代目の経営主体でした。これだけ転売を繰り返されたなら、人心が荒れていてよい人材が残っていないのではないかと懸念しますが、病院見学に行くと建物は古いものの掃除は行き届いており、療養病棟患者の服装、整容も整えられており、職員は意欲的に働いていることがわかりました。見学に行く前は埼玉県とはいえ、日高市という遠隔地であるため私は気が進みませんでしたが、一緒にいった赤穂中央病院看護部長の「この病院は大丈夫だと思います」との進言もあり、M&Aを決定しました。

　経営を始めてみると、院長をはじめとする医師も看護師も職業倫理に忠

実で、訪問看護ステーションなどは旭ヶ丘病院からの患者が不要なほど近隣の開業医に支持されていました。給与が世間相場と合致しておらず不当に低い職種が散見されましたので、この部分を手直しすると職員のモチベーションはさらに上がり、経営改善はさらに速度を上げました。

　実は回復期リハビリテーション病棟開設のため、私の長男（理学療法士）を1年半の間出向させていたのですが、「とても働きやすい病院だった、全員が協力し合う気風が最初からあった」とのことでした。

　伯鳳会グループに参加したことで経営改善が成されたというよりは、経営戦略のわずかな手直しですぐに経営状況が好転する病院だったのです。

　ここまであそか病院と旭ヶ丘病院の病棟転換による経営改善事例を紹介しましたが、この2病院はいずれも過去に経営コンサルティングの会社が経営指導をしており、それなりのフィーも支払っていたようです。この2病院以外にもコンサルティングファームが経営指導をしていた病院をM&Aした事例がありますが、コンサルティング会社が病院経営を改善できる事例は少ないのかもしれません。

　有効な改革手段が意外なほど手つかずで残っており、人事賃金制度導入や経費削減の手法など、後ろ向きかつ枝葉末節の改善に終始しているように感じています。

　さて、もちろんこのような病棟転換戦略など大きな手だけでは十分ではなく、現場の戦術も大切です。取引業者の見直し、リース契約の点検、外来処方の院内処方化、委託業者の見直しと内製化、人事考課制度の確立、地域の医療機関・介護施設との良好な関係構築、行政との関係良化、金融機関との関係強化もしくは見直しなど、やるべきことは山積しています。

　これらを行う時に有効な手段はグループ内ベンチマークです。グループ内の経営数値ならすべて明らかですから、グループ10病院で各種契約、値引き率、委託の状況、医療機械の充足状況、その購入価格などをベンチマークし、新たに傘下に入った病院に劣ったところがあればしらみつぶしに改

善していくことです。

　経営的に成功している病院の経営を模倣することで経営改善は迅速に進みます。

第九章　M&Aを職員にいかにして伝達し、いかにしてチームとなるのか

　病院をM&Aして、最初に行う職員説明会はいつも緊張します。職員は新しい経営者が病院をどうするつもりか、自分の処遇がどうなるのか戦々恐々です。しかし、経営再建には職員の協力が不可欠であるため、私も人心掌握に成功できるか否か戦々恐々なのです。

　パワーポイントを使用して説明会を行いますが、最初は自己紹介と伯鳳会グループの紹介から始めます。その後、説明会はいきなり佳境に入ります。職員にこの病院がなぜ売却されるに至ったかの説明です。すなわち、損益計算書、貸借対照表を用いて現状のままでは経営継続が不可能である事実を話します。病床稼働率、日当点、外来患者数、その他の医事データも盛り込んでいきます。その中で、なぜこの病院が経営不振に至ったか、把握できた範囲で原因を話します。

　次に、その病院をなぜ伯鳳会グループが傘下に収めたかの動機を包み隠さず話します。これらの話の中で病院の弱点と、それでも残ったこの病院の価値が浮き彫りになってきます。

　一番大切なことは、経営数値をすべて公開することです。職員は病院が売却されるその日までM&Aが進んでいることを知らない場合がほとんどです。一部の職員は自分の病院が経営不振であることにすら気付いていない場合もあるのです。今日から経営者が変わったから頑張ろうでは話になりません。頑張れと言われて頑張るのは中学生まででしょう。高校生になればなぜ頑張らなければならないかを話し、納得しなければ頑張りません。どうやら頑張らないとダメらしい、頑張ればなんとかなりそうだと職員が自覚すれば、説明会は半ば成功です。

　「真実の瞬間」は現場にしかありませんから、職員に病院が立ち行かなくなったことを自覚してもらうことが一番最初にやるべきことなのです。

危機感なくして経営再建のドライブはかかりません。

　職員は現状説明に驚く人もいれば、敗北感や旧経営陣への怒りを持つ人もいます。そのままネガティブな説明会にしては台無しです。職員が、このままではダメだということをわかったら、次はどうすればよいのでしょうか。それは、損益計算書をどこまで改善すればこの病院が存続できるかを説明することです。これは病院の改善点を上げ、新たな事業計画を話す前にやるべき事項です。あといくら収入があれば、あといくら利益があれば経営は成立するのかを話すのです。

　固定費が変化しない場合、経費削減で固定費を３％、５％削減した場合など事例を作って収入がいくら必要かを話します。こんなことは経営者の考えるべきことで、職員には何をすればよいのかを話せばよいという人は病院経営に十分な成功を収めることはできないと思います。

　現状の経営数値を見れば職員は頑張らねばならないと思うでしょう。しかし、どこまで頑張ればよいのかわからないようでは、頑張りようがありません。ゴールのない努力は苦しいものです。長期間継続することは困難です。

　しかし、ここまで頑張れば大丈夫というゴールを示すことで、大人は頑張ることが可能になります。職員説明会は頑張らねばならないで終了させてはいけません。それでは職員の半数は他所を向くでしょう。ここまで頑張ればよいとゴールを示す、その戦略を大まかにでも語ることができれば、８割の職員はこちらを向きます。

　職員にやるべきことを指示する、やり方を伝達するのはその後です。ゴールとする経営数値を示した後に私の考える目標達成のための具体的なプランを示します。この辺りまで来ると相当数の職員の目は輝いてきます。希望を持つことができるからです。

　病院の現状についてSWOT分析を説明し、目標とする外来患者数、紹介患者数、月間新規入院患者数、病床稼働率、日当点などを上げ、それを達成するための病床転換プラン、患者獲得プランを提案します。少々間違っ

ていてもよいのです。叩き台を示さずしてプランが作成できるくらいなら、その病院は潰れていません。

　全員が情報を共有し、目的達成のためにはこれが妥当であると納得し、同じ意思を決意を持った時、歯車は回り始め、やがてそれは弾み車となり自律的に回転し始めるのです。

　私は野球を競技としてやったことはないのですが、ヒット・エンド・ランはどんな時に決まるかを教えてもらいました。監督がここはエンド・ランだと考え、打者がここはエンド・ランのサインが出るだろうと考え、一塁走者がエンド・ランのサインを出して欲しいと思った時、エンド・ランは成功するそうです。すべての選手が状況を把握し、同じ状況判断を下せる時強いチームが生まれます。

　第1回職員説明会が終了した時点で、もはや私と病院職員はチームです。一蓮托生の運命を背負うことになります。これらの説明会の内容は高度すぎて職員にすべて理解できるとは思えない、無駄であるという人もいます。しかし、私は私の持っているすべての経営情報と頭の中にある経営改善計画を包み隠さず、余すところなく伝達したいと考えています。すべてを理解してもらえるとは思っていません。しかし、理解できないだろうと情報を小出しにしたり、経営戦略を伝達しないで戦術的なことだけを話す経営者は職員を対等なパートナーとして扱っていない傲慢な経営者だと思います。

　最高のパフォーマンスを上げるには職員を信頼し、職員には自律的職員として病院と言う一つの有機体の生き生きとした細胞であってもらわなければなりません。

第十章　M&Aで事業拡大を目指すには（経営者の心得）

1）事業拡大を果たす条件

　M&Aは多くの場合、経営的に行き詰まった病院を自グループ内に取り込むというリスクを内包した挑戦的な仕事です。この手法を用いて事業拡大を達成していくためにはリスクを乗り越えるさまざまな項目・課題について、クリアしていかなければ達成できないのです。

　まず、①買収病院のFCFを黒字とすることから始まります。FCFが赤字ということは、経営すればするほど現預金が失われていくということ、何もしないほうがマシだという最悪の状態です。

　しかし、ここまで経営が悪化している病院もいくつか買収しました。このケースでは早急に、①FCFの黒字化を達成しなければ出血が止まらず、買い手側の本体まで浸食され、買い手ごと奈落の底に引きずり込まれてしまいます。

　実際に出血に耐えきれず一度買収した病院を売却する例も世間には少なくなく、私はそのような病院を買収し、再建したことも2度あります。また、従来成長を続けていた病院がM&Aを契機に成長が止まり、徐々に凡庸な病院へと後退していった事例も見ました。

　FCFすらマイナスの病院をM&Aするなら買い手側に相当な余力が必要であるとともに、速やかに経営改善を果たすことができる確固たるプランと、それを実現する買い手の経営力が必要なのです。

　次の段階は、②買収病院を黒字化することです。黒字化しただけでは既存借入金や買収資金の借入金を返済するには不足する場合もあるのですが、黒字化すれば貸倒引当金を減額できる金融機関との関係は良化し、運転資金の調達も可能になります。買収を受けた病院だけでなくグループ内のすべての病院に安心感が生まれ、買収病院の黒字転換を繰り返すこと、継続

することでグループ内にはM&Aを是とするコンセンサスが生まれます。

　一般に病院職員には買い手側の幹部職員を含めて保守的な人間が多く、小さな成功に甘んじる人が多いものです。彼らはせっかくうまくいっているのに、なぜ敢えて火中の栗を拾うのか理解できないと言います。しかし、拾う栗が必ずしも火中にはなく、その実は甘いという体験を重ねることで、次なる栗を一緒に拾いに行こうという機運が醸成されるのです。

　また、M&Aの内部抵抗勢力として無視できない人物に経営者の配偶者がいます。女性は一般に男性よりも安定志向が強いものです。この経営者について回るエンジンブレーキ、サイドブレーキは時に有用なこともあるのですが、事業規模の拡大には逆行することが多いものです。このブレーキを解除するためには、度重なるM&A成功事例を積み重ねて、彼女のブレーキングのタイミングを遅らせていかねばなりません。羹に懲りてなますを吹く（あつものにこりてなますをふく）、石橋を叩いて渡る、という言葉がありますが、これらの行為は経営効率を下げる行為であり、すぎると病院グループの存続すら危うくするのです。リスクを取らないことがリスクというケースは少なくありません。

　次は、③買収病院の既存借入金と買収資金を買収病院単独で返済できるまで、経営数値を改善することです。これで買収病院の資金繰りの心配はなくなりますし、それ以上に余剰のFCFを買収病院が生み出すことになります。

　こうしてグループ全体のFCFは増大し、次なるM&A案件に速やかに取り掛かることができるばかりか、増加したFCFを用いてより大型の案件にもチャレンジできるのです。

　伯鳳会グループは倒産病院を２件（十愛会国仲病院、白鬚橋病院）、実質破綻先病院を２件（大阪暁明館病院、あそか病院）、赤字にて本体を守るために切り離された病院を２件（おおくまセントラル病院、旭ヶ丘病院）をM&Aしてきましたが、これらすべての病院は増収増益を果たしました。

　今ではどの病院も経常利益率10％内外を上げ続けており、本部である赤穂中央病院と遜色のない経営状態にあります。

　M&Aを繰り返してもグループの経常利益率は下がることなく、経営規模、黒字額、FCFの増加が続いています。これを達成するためには買収病院の選定が適切であること、経営改善の方法が合理的であること、地域の他医療機関、行政と共生を図ること、金融機関と良好な関係を築くこと、買収病院の職員の協力を速やかに得ること、グループ内の他病院の応援を仰ぐことなど、いくつかの条件がありますが、それらの条件を満たし続ける限りM&Aは事業拡大、経営安定の有力な手法たり得ます。

　新たにM&Aを行う場合、すでに傘下に収め安定した経営を達成している病院スタッフを新たな病院のマネジメント層として登用する場合もあります。これはモンゴル帝国のチンギス・ハンが得意とした手法だそうですが、こうすることでかつて傘下に収めた病院もグループ内の主要メンバーとなり、グループの一体感は向上していくと考えます。

２）事業拡大のリスク

　事業拡大が経営の安定につながるかと言えば疑問の点もあります。日本では古来より「商売と屏風は拡げすぎると倒れる」と言われ、業容拡大には慎重であるべきだとの風潮があります。しかし、2020年にベストセラーとなったデービッド・アトキンソン著「日本企業の勝算」の中で、彼は「生産性向上の特効薬は企業の規模を拡大することだ」と説いています。この二つの見解を重ね合わせると、月並みですが経営規模を拡大するほど生産性は向上するが、マネジメントできる規模を超えると生産性が下がり倒産する場合もあるということでしょう。事業規模を拡大し黒字を、FCFを拡大し続けるためには、マネジメント能力の向上が同時に果たされなければならないということです。すなわち経営者が成長し、また組織の中にマネジメントを司る仕組み、組織を確立しなければ危ういということでしょう。

　また、アトキンソンは中小企業を淘汰し、大企業へと集約していくこと

で企業の数を減らすことが大切だと主張しています。「企業の数を減らすことで、経営者の能力の平均値が上がる」と説いていますが、凡庸な経営者が退場する一方で有能な経営者が存続するために経営者の能力の平均値が上がるという当然の事象とともに、自社の経営規模が拡大するにつれ経営者にもオーバーロードがかかり、その能力が開発されると書いています。

　昔から会社は社長の器より大きくならないといいます。これは、経営トップのマネジメント能力や志、経営理念が会社の成長の限界を決めるということでしょう。M&Aの手法で業容を拡大していくことで、経営の安定性が増していくのにも限界があり、その限界は経営トップの力量と心の在り方により規定されるのかもしれません。

　経営者は個人が能力開発に努め、その力量の向上に努めなければなりませんが、私は最近、マネジメントを行うチームの能力を向上させねば自分一人で気張っても、そろそろ限界だとわかってきました。これまで伯鳳会グループは経営者である私と、その経営に賛同する職員で構成される鍋蓋型経営で成長してきましたが、今後は鍋蓋のツマミを強化、拡大しなければ大きな鍋蓋は持ち上げられない、成長の限界は近いと思うようになりました。

　ツマミの強化、拡大には適切な権限委譲と、ツマミ内部の意思の統一が肝心ですが、それは必ずしも容易ではないと思われます。

　規模が違いすぎて比較することはおこがましいのですが、ファーストリテイリングの柳井正氏もソフトバンクグループの孫正義氏も日本電産の永守重信氏も、そこに腐心されているように思います。私も還暦を3歳過ぎ、経営者人生も終盤です。これからも伯鳳会グループが成長していくためにはこの課題の克服こそが私の最大のミッションとなるでしょう。

　さて、書きにくいことを最後に書きましょう。M&Aは経営安定、生産性向上のためというのが表向きの理由ですが、実は自分が大きいことが好きだからにすぎない気がします。

　幼稚園児のころ、母親が「子供大百科事典」という5巻からなる大型絵

本の辞典を買ってくれましたが、私が毎日見ていたのは「クジラ」のページでした。今でもクジラの種類なら10種類くらいは空で言えます。また、私はオーディオが趣味なのですが、自宅で聴いているスピーカーは３機種とも古い映画館用の機材で、どれも高さ２ｍを超える大物です。私の身長は170cm程ですが、自分の体もアメリカンフットボール、柔道、ウエイトトレーニング、パワーリフティングで巨大化させていました。現在は110kg台に縮小してしまいましたが、最盛期には130kgもありました。潜在心理的に大きなものが好きなのでしょう。

　つまり、M&Aで事業を拡大している私は、大きなものが好きな男の子が年を経たにすぎないと思っています。

　病院が大きくなる、グループが大きくなる、売り上げが、利益が大きくなる、そして社会への影響力が大きくなる。それが嬉しいのです。

　人間の仕事、人生の原動力となるのは三つ子の魂からの嗜好と、コンプレックスだけではないでしょうか。しかし、そのような私の嗜好に現在5,000人に及ぶ伯鳳会グループの職員を付き合わせるのは正しいこととは思えません。自分の嗜好は嗜好として、正しい経営判断が私には求められていると思います。同時に私が私の色を出したとしても、それが社会的に正しいことであるように、嗜好の調整を行うこと、心を成長させることが私自身の内なる経営となっているのです。

　最後にM&Aを用いて成長してきた伯鳳会グループの病院群（図表2-10-1）と拡大してきた総収入、経常利益を示すグラフ（図表2-10-2）をお示しする事で第二部の締めくくりとします。

伯鳳会グループの病院

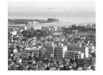
1960 赤穂中央病院

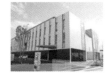
2005明石リハビリテーション病院

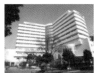
2010大阪暁明館病院

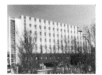
2012東京曳舟病院

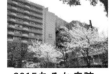
2015あそか病院

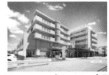
2015はくほう会セントラル病院

2016城南多胡病院

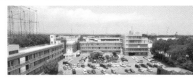
2019積仁会旭ヶ丘病院

2020大阪中央病院

図表2-10-1　伯鳳会グループの病院群

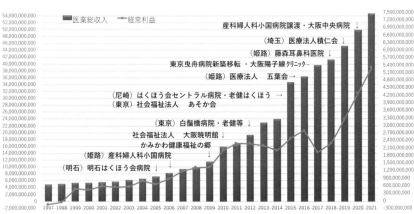

図表2-10-2　伯鳳会グループ　医業総収入と経常利益

SDGsと災害医療

第一章 **地球環境問題に取り組む**

　第三部は、第一部、第二部とは異なり、長期的かつ社会的な事業目標の達成を経営に生かそうという思いを紹介します。

　企業が長期的に存続するためには、その存在が地域の負荷になってはいけません。それは環境負荷に関しても同じことです。病院は地域に愛される存在でなければ衰退します。したがって、地球環境問題に病院が取り組むことは、病院経営者の要諦だと思います。

　私だけの感覚かもしれませんが、病院は「命を助けるためには何でもやる」が嵩じて「命を助けるためには何をやってもよい」という傲慢な姿勢に陥りがちではないでしょうか。一人の命を助けるための「All for one」（みんなは一人のために）の文化は、病院に色濃くあると感じますが、長期的な事業継続のためには「One for all」（一人はみんなのために）、社会全体に対する視点、ステークホルダーに対する配慮、視野を広く持つことが大切だと考えます。達成されることで、長期的には多くの人命を助け得る、達成されなければ多くの人命を失うことになる地球環境問題は、医療の重要な領域である公衆衛生の問題だと思います。

1）SDGsとRE Action

　われわれ伯鳳会グループの旗艦病院である赤穂中央病院は、2002年から2018年までISO14000に取り組むことで環境問題に対応していました。しかし、自己で目標を立て、それを自己で評価するISOの限界を感じ、2019年より伯鳳会グループ全体で2050年までに自己の使用エネルギーを100％再生可能エネルギーに転換するRE Actionに取り組んでいます。

　Re Actionへの取り組みの原点は、2015年の国連総会で17の世界的目標、169の達成基準、232の指標からなる「持続可能な開発のための2030アジェンダ」が採択されたことです。それはSDGs（Sustainable Development

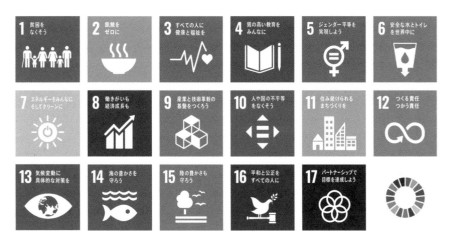

図表3-1-1　SDGsの17の目標

Goals）と称され、17の大目標が掲げられています（図表3-1-1）。

　SDGsの17の目標のうち「３．すべての人に健康と福祉を」は、医療介護事業そのものです。「６.安全な水とトイレを世界中に」「７.エネルギーをみんなに、そしてクリーンに」「12．つくる責任、使う責任」「13.気候変動に具体的な対策を」「14．海の豊かさを守ろう」「15．陸の豊かさも守ろう」の６項目も、われわれが医療介護事業を進めていく上で大きな関連のある項目です。

　これらの項目はすべて環境問題に関連しますが、医療業界は社会の一員として17の大目標達成に向けて努力するだけではなく、本来業務である「３．すべての人に健康と福祉を」を達成するためにも、環境関連の大目標を達成する必要があると思います。

　日本はOECD35カ国の中でも環境に関する目標の達成度が低く、再生エネルギー比率が世界第20位であるなど、いまや環境後進国です。その中でも医療介護業界は、人の健康と生活を守る事業であるにもかかわらず、地球環境に関する関心が低かったのではないでしょうか。

　大気汚染、水質汚濁、CO_2排出による地球温暖化などは、直接人間の健

康を害しています。しかし、医療介護業界は多くが化石燃料よりなるディスポーザブル製品を大量に使用し、アルコール綿、エチレンオキサイドガス滅菌、各種抗生物質などの環境汚染物質を目の前の患者の命を助けるために大量に消費してきました。

　大気汚染が原因と考えられるぜんそくなど慢性閉塞性肺疾患や肺がん、膀胱がんなどの悪性疾患が存在するのを知りながら、病院は夜間も煌々と明かりをつけ、大量の化石燃料からなる電気・ガスエネルギーを使い、救急車、訪問診察、訪問看護へと化石燃料車を走らせています。

　これでは病気を治す行為が病気をつくっているとも考えられ、マッチポンプとの懸念があります。医療はその行為による環境破壊に考えが及んでおらず、公衆衛生的見地からの反省が必要ではないでしょうか。

　医療介護業界のエネルギー使用量は、決して小さなものではないのです。業種別電力使用量では第1位が鉄鋼、第2位が化学ですが、医療介護業界はスーパーマーケット、商店などの小売業と第3位を争っているそうです。

　われわれの個々の事業規模は小さいのですが、業界としては大量のエネルギーを使用していることを自覚せねばなりません。つまり、環境汚染によって引き起こされる疾患の相当数が医療介護業界の事業行為が原因になっているのです。

　また、化石燃料の使用に伴うCO_2排出量の増加は地球温暖化をもたらし、風水害などの自然災害による健康被害、夏季の熱中症の増加も深刻な問題です。地球環境の維持のためには化石燃料の消費を抑えることが必要であり、再生可能エネルギー比率の向上と再生可能マテリアル比率の向上が欠かせません。マテリアルの変更は感染管理等の問題があり慎重に進めざるを得ませんが、エネルギーに関してはより速いスピードで改善できると思われます。

　2050年に自社の使用エネルギーを100%再生可能エネルギーに転換することを目標とするRE100の試みが世界的に始まっています。参加企業は多分野にわたり、製造業ならGM、フィリップス、ネスレなど、IT業界ではアッ

プル、マイクロソフト、メタ（フェイスブック）など、ファッション業界ではバーバリー、ナイキ、H&Mなど、小売業界ではウォルマート、イケア、P&Gなど、ほかにも建設業、金融業、保険業など多種多様な企業がRE100に参加しています。

日本からも積水ハウス、アサヒビール、ソニーなど、多くの大企業が参加しています。RE100は年間電力使用量が10GWh以上、営利企業であることなどの条件があり、病院は参加できませんが、2019年10月、中小企業、非営利企業向けに同一の目標を掲げるRE Action（https://saiene.jp/）が発足しました。

スタート時の企業・団体数は28社で、医療介護業界からは伯鳳会グループが唯一参加しました。現在は248団体まで増えましたが、医療介護業界からはわれわれ伯鳳会グループのほかにまだ3グループと十分な広がりを見せていません。

再生可能エネルギーの経済性や将来性、社会的意義について病院は正しく理解し、本来業務である医療の発展と2021年の時点で就労者数884万人、全就労人口の13.3％を占めるわれわれ医療介護業界の社会的使命を果たさなければなりません。

2）電力の再生可能エネルギーへの切り替え
①太陽光発電による自家発電

病院は大規模災害時、災害対応を行う必要がありますので、エネルギーを一つにまとめることができません。阪神淡路大震災の時にはガス管が多数破断し、その復旧に長い日数がかかりました。東日本大震災時にはガス管の強靭化が進んでおり、ガスの遮断は一部にとどまり復旧も早く、むしろ電気の復旧が遅れました。台風ではガスには問題は出ませんが、電気に被害が及びます。ガスと電気が同時に遮断された場合は自家発電に頼るほかありませんが、伯鳳会グループではどちらか一方でも供給されていれば、一定以上の病院機能が保たれるようにエネルギー環境を整備しています。

ガスの供給は都市ガスではなく、プロパンガスの地域のほうが災害に関してはかなり有利だと実感しています。

　伯鳳会グループの使用エネルギー比率は電気75％、ガス25％になっています。将来は蓄電池の性能が上がれば再生可能エネルギーで発電する電気の比率を上げ、化石燃料であるガスの比率を下げられますが、病院のBCPを考慮すると現在は電気75％、ガス25％の比率がCO_2削減と災害対応のベストバランスだと考えています。

　電力を再生可能エネルギーに変換するためには2つの方法があります。それは、自家発電と購入する電力を再生エネルギー由来の電力に置き換えることです。

　2018年に伯鳳会グループでの自家発電量の調査を行いました(図表3-1-2)。

全施設年間総電力使用量(kwh)	**25,872,107**
年間発電量(kwh)	**685,328**
明石リハビリテーション病院	25,229
神河健康福祉の里	53,029
大阪暁明館病院	71,121
デイサービスセンター総門の家	30,231
赤穂プチ・メガソーラー	505,718
自家発電比率	**2.65%**
使用エネルギー金額	618,900,074
電力使用金額　　(円)	481,447,743
ガス使用金額　　(円)	137,452,331

図表3-1-2　伯鳳会グループの自家発電量

　その結果、年間電力使用量2,587万kwhに対し、グループ内の太陽光発電での発電量は69万kwh足らず、全電力使用量の2.65％にすぎないことがわかりました。過去20年以内に建築した建築物では、可能な限り屋上に太陽光パネルを載せ、一部遊休地には太陽光パネルを敷き詰め、赤穂プチ・メガソーラーと称しているのですが、発電量はわずかにとどまっています。電気のほかガスエネルギーも使用しているので、全エネルギー量のうち自家発電で賄っている量は２％程度でしょう。試算すると、すべての電力を太陽光発電で賄うためには22万m²余りの敷地面積が必要だとわかりました。

　それに対し、伯鳳会グループの2018年当時の敷地面積は15万m²余りでしたので、よほど広大な遊休地を有している病院以外は自家発電に多くを期待することはできません。したがって、購入する電力を再生可能エネルギー由来に変更することが現実的であるのです。

②再生可能エネルギー小売会社からの電力購入

　伯鳳会グループは2019年から電力の購入を、再生可能エネルギー電力会社に変更してきています。しかし、近年は電力会社が電力を作る化石燃料の調達価格の高騰に苦しんでおり、送電網の使用量も同時に高騰しています。電力の生産価格、FIT電気（固定価格買取制度による電力）の仕入価格と電力の小売価格が逆転しているために、電力会社の直近の決算は良くありません。

　現在、関西電力、東京電力など大手の電力会社の電力価格は伯鳳会グループと同程度の電気使用量の会社では20円/kwh前後で、再生可能エネルギー電力会社の価格も同程度です。これ以外に再生可能エネルギーを使用するには、非化石証書の購入があります。これは、電力会社が再生可能エネルギー発電会社の電力を購入し、小売会社に卸す日本卸電力取引所（JEPX）に支払います。この価格は市場原理で上下し、現在の予測では2022年度は33銭～１円43銭/kwhとなっています。非化石証書は由来によらず、すべ

ての電力購入で付加されている再生エネルギー賦課金（３円36銭）とともに、再生エネルギーの普及発展のために使われるものなのです。

　ただ、再生可能エネルギー賦課金と非化石証書がどのように費消されているか、私にはよくわかりません。賦課金と証書の予算決算書もネット上には見あたりませんでした。再生可能エネルギーの普及のためには、このお金の流れを明らかにし、賦課金と証書が適正に使用されていることを証明することも必要ではないでしょうか。

　伯鳳会グループは、2019年～2021年までは再生可能エネルギー由来電力が75％を占める電気を購入していました。全エネルギーのうち電力の占める割合は75％ですので、75％×75％＝56％が再生可能エネルギーでした。2022年から再生可能エネルギー100％の電気に切り替えましたので、再生可能エネルギーは全エネルギー量の75％になります。

③再生可能エネルギー発電所からの直接購入（コーポレートPPA）

　これまでの再生可能エネルギー購入は、すべてFIT電気で送電網に流れたものを電力小売会社から非化石証書を用いて再生可能エネルギーである付加価値を付けて購入するものでした。再生エネルギー賦課金、非化石証書のその後の流れも不透明で理解も難しいものでしたが、今後は再生可能エネルギー発電所から直接電力を購入するコーポレートPPAという制度が主流になっていくと考えられます。これは自社で太陽光パネルを設置し、その電気を事業に使うわかりやすい形をわずかに転換したものにすぎません。

　太陽光パネルなどを事業会社が病院の敷地や屋上に病院の初期投資なし設置し、その代わり長期間の定額電力買取契約を結ぶことをオンサイトPPAと言い、それに対し、遠方の再生可能エネルギー発電所と長期の定額電力買取契約を結び、再生可能エネルギーを調達するというものをオフサイトPPAと呼びます。

　この発電所と電力を消費する病院とは近接していませんので、全国の送電網を使います。遠方の再生可能エネルギー発電所の発電設備を長期リー

スで所有するイメージとなります。その送電網の使用に対して、中間の再生可能エネルギー小売会社が手数料を取るというビジネスです。

　オンサイトPPAは、発電設備のサイズに制約がありますが、オフサイトPPAならば契約相手の再生可能エネルギー発電所が大きければ、あるいは多数の発電所と契約すれば大量の電力が購入できますから、大いに有望です。

　コーポレートPPAならば、再生エネルギー賦課金も化石証書の購入も必要ありませんので、心理的にはお金の流れがわかりやすく、実務上も電力調達価格が安定するメリットがあると思います。

　発電所の倒産や仲介会社の廃業など、長期契約に関する固有のリスクはありますし、エネルギー問題は先が読みにくいのですが魅力的な方式だと思います。

　ただし、再生可能エネルギーの調達量と安定供給には不安もあるため、伯鳳会グループが取り引きをしている再生可能エネルギー電力会社はコーポレートPPAの発電量を、総取引量の３分の１以下に限定しています。将来再生可能エネルギーが安定供給されるようになれば、オフサイトPPAを拡大していくと思います。

３）ガスの再生可能エネルギーへの切り替え

　RE Actionの目標は、遅くとも2050年までに自社で使用するエネルギーを100％再生可能エネルギーにすることです。中間目標の一例として2020年30％、2030年60％、2040年90％をあげています。

　伯鳳会グループは、2019年に再生可能エネルギー比率56％を達成し、2022年には75％を達成する見込みですが、残りの25％は容易ではありません。なぜなら、病院BCPのためのエネルギーの25％をガスとしているためです。ガスを活用している25％部分を解決しなければ100％の達成が難しいのです。

　ガスは化石燃料ですので、使用する以上CO_2の排出は必然です。したがっ

て、このCO$_2$の排出を相殺するための緑化を行い、LNGガスを販売するという仕組みができています。大阪ガスの商品で「カーボンニュートラルLNG」がそれです。2022年4月現在、ガス価格は110円/m^{3}程度ですが、それに1円を加えると緑化が行われカーボンニュートラルLNGとなるという仕組みです。

　緑化活動が正しく行われているかどうかの確認は、アメリカにある国際NPO法人Verraという世界で最も広く使用されている「Verified　Carbon Standard（VCS）」を管理・認証する、国際的なカーボンオフセット基準管理団体を使用します。VCSは、発展途上国の森林保護事業などで実績がります。

　将来蓄電池が進歩し、蓄電池を用いたBCPが可能になればオール電化とし、LNGガスの使用をゼロとする方針です。

4）再生可能マテリアルへの変更

　私が医師になった昭和の終わり、ディスポーザブル製品はまだ主流ではありませんでした。手術用ガウンやマスク、術野の覆布は布製でしたし、針糸もデタッチではなく、針には段機が付いていました。腹腔鏡手術のポートも金属製でパーマネントでした。手術セットもディスポ製品はほとんどなく、手術ごとにセットを組みなおしていました。包帯やガーゼもきれいなものは再滅菌して再利用していました。注射器にもガラス製が多く使われていました。

　しかしその後、衛生面と省力化の両面から医療用物品は次々とディスポーザブル製品に置き換わっていきました。そして、その大半は石油化学製品でした。

　2020年初頭からは新型コロナ感染症が大流行し、ますますディスポーザブル製品が多用されています。医療関係者のみならず、すべての人が2年以上付け続けているマスクの中で、最も感染予防効果が高いために頻用され、使い捨てにされている不織布マスクも石油化学製品です。

　地球温暖化には化石燃料の消費を削減する必要があり、また容易に崩壊しないプラスチック製品などの海洋投棄による海洋の環境汚染を防ぐ必要もあります。

　このため2021年度の伯鳳会グループでは、感染管理などで代替不可能なディスポ製品を除いたディスポ製品の品目数10％削減を目標として取り組みました（図表3-1-3）。

　全病院に共通した物品はSpO$_2$センサー、電気メスのペンシル、電極、ラパロスコープのポートのディスポーザブル製品からリユーザブル製品への切り替え、ゴミ袋のナイロン製からバイオマス製への切り替えです。ほかに体温計をディスポーザブルから電池交換式とし、その他の電池も充電式電池に変更しました。

　コストが上昇したことは間違いありませんが、SDGs達成のための応分のコスト負担であると考えています。

令和3年度 REアクション　リユーザブル製品切替			
	総品目数	切替完了数	達成率
赤穂中央病院	125	15	12.0%
明石リハビリテーション病院	29	3	10.3%
旭ヶ丘病院	90	11	12.0%
あそか病院	176	18	10.2%
大阪暁明館病院	151	17	11.2%
大阪中央病院	79	12	15.0%
城南病院	20	6	30.0%
東京曳舟病院	117	12	10.2%
はくほう会セントラル病院	157	26	16.6%
総品目数	944	120	12.7%

図表3-1-3　ディスポーザブル製品の切り替え結果

第二章　災害医療と経営理念

1）災害医療への取り組み

　伯鳳会グループは、以前より災害医療にコミットしていましたが、2012年に災害拠点病院、DMAT指定病院である白鬚橋病院（現・東京曳舟病院）をグループ化して以来、災害医療活動がさらに活発化しています。これまでに大島豪雨災害、霞ケ浦水害、熊本地震など、災害があるごとに出務し、コロナ感染症においてもダイヤモンド・プリンセス号への出務など多くの救援活動を行ってきました。

　伯鳳会グループに限らず多くの医療機関が災害医療に関与していますが、この行動は医療人として、それ以前に人として自然な行為だと思います。転んだ子供がいたら助け起こすように、人は人を思いやるDNAを持っています。医療人はその社会的使命、医療人としての職業倫理からその行動が強化されているのは当然でしょう。

　われわれは2021年度にシーメンスヘルスケア株式会社の協力を得て、数億円の費用をかけてMedical-ConneXという災害用車両を導入しました（図表3-2-1）。この計画は東京曳舟病院・山本保博院長の発案でスタートしました。災害用車両は2台のトラックから成っており、このうちの1台（図表）にマルチスライスCT、超音波診断装置、血液生化学検査機、血液ガス分析器、コロナPCR検査機と診察室を備えており、もう1台の車両には電源装置、薬剤・検査試薬などの備蓄、災害調査用ドローンを備えています。

　従来の災害医療は救急車に医療スタッフが乗車し、救急車に乗る程度の医療用物品、薬剤を持参して災害現場に急行、医療を行うものでした。

　災害を受けた地域の病院に機能が残っていればそこの医療機械、検査機械を用い、病院に機能が残っていなければ聴診器一本でできる範囲のことを行うほかありませんでした。一般の救急医療現場で頻用されるレントゲン装置、CT、超派診断装置、血液生化学検査機、ガス分析器機などが災

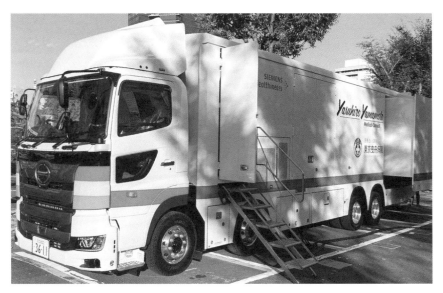

図表3-2-1　シーメンスヘルスケアと共同開発した災害用車両「Medical-ConneX」
　　　　　を導入

害現場にあればトリアージの精度が上がり、現場での初期治療も適切にな
り、救命率も向上すると考えました。したがってCT、その他の検査機械
を電源装置付きで被災現場に持ち込むことを目的として、Medical-Con-
neXを導入しました。

　ドローンによる水先案内は行いますが、大型トラックですのでどのよう
な被災現場にも入れるとは思いませんが、学校の校庭や被災地の病院の駐
車場などに持ち込むことは可能でしょう。

　伯鳳会グループでは現在までドローンの運転免許、大型車両の運転免許
の取得を進め、毎月運転訓練、運営訓練を行っています。将来構想ですが、
Medical-ConneXは電源車を別に設けたため、手術室トラック、ICUトラッ
クを追加で作ることができれば、小型病院をそのまま被災地に持ち込むこ
とすら可能と考えています。

　この車両は発災当初は伯鳳会グループ内の災害支援チームBlue Phoenix

（DMAT、AMAT隊を含む）で運営しますが、活動が長期に及ぶ場合は伯鳳会グループ内では人的資源が賄いきれませんので、東京DMAT、東京消防庁にも支援、共同運用をお願いしています。さらにこのMedical-ConneXは、1セットで全国をカバーすることはできません。伯鳳会グループの経営規模で準備できるのは1セットですが、北海道、東北、関東、東海、北信越、関西、中国、四国、九州に各1台ずつ計9台導入され、われわれの1台と合わせて10台となれば陸路で被災地に赴くことのできるMedical-ConneXならば、いずれかの車両が発災24時間以内に被災地に入れるのではないかと期待します。この車両はフェリーボートなどの船舶に積載可能ですから、陸路、海路で被災地に全Medical-ConneXが向かえば数日のうちに10台の検査機器が被災地に揃い、小型病院10病院並の検査が被災地で可能ではないかと期待できます。

　すでにシーメンス社には数カ所から引き合いがあり、海外でも同様の動きがあると聞いています。シーメンス社は災害救援列車では最先端でしたから、この系統のノウハウがあるようで、振動に耐えられることに加え、被ばく量が単純写真並みであるため、単純写真の代用としても使用可能なCT、最小限の水で検査が可能な血液生化学検査機械などがすでに完成しています。

2）伯鳳会グループの経営理念

　経営とは何のためにあるのでしょうか。突き詰めればそれは経営理念の実現にあります。日本の医療法人で最も経営的に成功している医療法人は徳洲会グループです。20年余り前に私が経営者になった時、グループ総収入は4,000億円だったものが2022年にはついに1兆円を突破し、医療法人としては日本で最初の、そしておそらく最後の1兆円法人になっています。実に20年間で6,000億円も収入を増やし、医療費総額が40兆円の現在、日本人の40人に一人が徳洲会グループの医療を受けている計算になります。

　アクセス性が売り上げに直結する医療においては、このシェアは驚異的です。それに比べて伯鳳会グループは20年余りで53億円から546億円と493

億円増収したにすぎません。この成長スピードの差はどこにあるのでしょうか。もちろん経営者の力量の差によるところ大ですが、私は経営理念の実現にフォーカスした姿勢の違いではないかと考えています。いやそれこそが経営者の力量の差というべきものなのかもしれません。

　徳洲会グループの経営理念は「命だけは平等だ」です。創業者の徳田虎雄先生は鹿児島県の離島、徳之島で生まれ育ちました。幼少時に弟が夜間に高熱を発し状態が悪化、両親は看病しながら、虎雄少年を遠くに住む医師のもとへ往診を頼みに行かせました。長い夜道を提灯を頼りに医師の家にたどり着いた虎雄少年ですが、医師は「夜遅いし翌朝に行く」と虎雄少年を追い返しました。翌朝医師が往診に来た時には弟はすでに息を引き取っていました。

　全国にいつでも誰でも平等に良質な医療を受けられる病院を作ろうと志を立てた徳田氏は、大阪大学医学部を卒業し医師になり、35歳の1973年に開設した徳田病院（現・松原徳洲会病院）を皮切りに当初は大阪府内に病院を設立、「命だけは平等だ」を旗印に業容を拡大し、必要な経営基盤をつくり、ついに念願であった徳之島徳洲会病院（1986年開設）をはじめとする離島医療へ乗り出しました。その後も経営理念に合致する高収益病院を多く開設、同時に不採算であるへき地離島にも多くの病院を開設しています。こうして徳洲会グループは1兆円の医療を国民に提供する巨大医療グループになりました。

　徳洲会グループはなぜここまで急成長できたのでしょうか。私は虎雄氏の経営理念「命だけは平等だ」が多くの医療関係者、住民に是とされたことに加え、実際に経営理念の実現に邁進し、ぶれることがなかったからだと思います。

　徳洲会病院は多くの高機能病院、大規模病院、高収益病院をグループ内に有しますが、徳洲会グループの本当の強みはへき地離島に資本を投下し、必要な規模の病院を開設し、経営理念の実現を図っていることです。つまり、へき地離島の病院こそが関東地方、関西地方の大規模な高収益病院を

作り出したのです。

　さて、われわれ伯鳳会グループの経営理念は「平等医療、平等介護」です。この理念は私の父がつくっていた経営理念の上に、それを統合するものとして私が加えたもので、私の本心です。

　グループとして目指すべき旗印がこれであるにもかかわらず、私の現在までの経営者としての行動は「伯鳳会グループを存続させたい、伯鳳会グループを発展させたい」というものでした。そのために取った経営手段は、赤穂市では「保健・医療・福祉複合体」であり、医療需要の伸展が期待できる地域へM&Aの手法を用いての進出でした。

　各病院、各施設のミクロの視点では「平等医療、平等介護」を心掛けてはいますが、戦略の中に経営理念が盛り込まれていたとは言えません。ここが伯鳳会グループの成長が遅い、すなわち医療人や社会に十分に受け入れられない原因だと分析しています。

　伯鳳会グループは、経営理念と経営の方向性が完全に合っているとは言えないのです。経営理念である「平等医療、平等介護」を実現するためのマクロな行動が求められていると考えています。

3）災害時の平等性

　災害時は医療の平等性が一時的に大きく崩れる場面です。伯鳳会グループとして、災害時の平等性に力を注ぐことは、経営理念の完成に近づくことだと考えます。このため、数億円の見返りのない支出、Medical-ConneXを導入することは経営理念の実現に近づく行為で、われわれの戦略を言行一致に導くのではないかと考えました。こじつけと言われるかもしれませんが、東京曳舟病院の山本保博院長が発案したMedical-ConneXを実現させたのは、平等医療を志す私の潜在意識の成せる業ではなかったかとも思っています。

　名経営者として知らぬ者もいない稲盛和夫氏（京セラ、KDDI創業者、日本航空名誉会長）は、その著書「生き方」（2004年、サンマーク出版）

の中で重要な経営判断を行う時は「動機善なりや、私心無かりしか」と自問自答すると述べています。そして、同グループの経営理念は「全従業員の物心両面の幸福を追求すると同時に、人類、社会の進歩発展に貢献すること」だそうです。

　経営指針の中に従業員の物心両面の幸福が最初に入っていることで、経営判断は現実的になるのだと思います。その現実的思考の中で「動機善なりや、私心無かりしか」が行われれば、経営判断は現実的で正しいものになるでしょう。

　徳田虎雄氏はその強力なリーダーシップと「命を助けるためには人殺し以外何をしてもよい」という発言からもうかがい知れるように、強烈なマキャベリズムで徳洲会グループをここまで牽引し、成長させました。

　私のようにリーダーシップに欠け、小心で世間体を気にする人間では「平等医療、平等介護」だけでは伯鳳会グループの社会貢献量を最大化することはできないのです。しかし、70歳で引退を宣言している私の経営者人生も残りはあとわずか。この経営理念で進めるところまで進むほかありません。

　若い経営者の皆さまには自分の好むところは何か、自分が正義とすることは何か、医療人の求める道はどこにあるのか、社会の期待はどこにあるのか、実現するために何が重要かを真剣に考え、その実現が自分を含めたすべてのステークホルダーの支持するところとなる経営理念の確立をお勧めします。

　経営は枝葉末節のスキルではないと思います。私のような道半ばの者が言うのは恥ずかしいのですが、やはり稲盛和夫氏の言うように経営とは「生き方」だと思います。

参考文献
「生き方」稲盛和夫　2004年　サンマーク出版

感謝にかえて

　私は民間病院の二代目として生を受け、外科医となり、やがて病院経営者となり今日に至りました。2021年4月より産労総合研究所の「病院羅針盤」に1年間の連載を掲載させていただけることになり、民間病院の経営について私の考えるところを好きなように書いてみようと思いました。

　過去に雑誌での単発の記事やWEBで病院経営に関する短期連載を受け持ったり、病院経営関係の本の一部を分担執筆したことはあるのですが、まとまった分量の文章を書いたのは今回が初めてです。

　本書は病院羅針盤2021年4月号〜2022年3月号の連載を加筆修正し、一部に過去、他のメディアに書いた私の文章を許可を受け掲載しました。さらにコロナ感染症に関する章では白崎朝子さまが季刊 福祉労働（第168号／2020年9月25日）に発表された論文をやはり許可を得て掲載させていただきました。

　おわりの言葉はこの本を読んでいただいた皆さまに向けて書くべきなのでしょうが、私の経営者人生を助けてくれた方々への感謝の言葉を書かせていただきたいと思います。

　病院経営者になり23年が経ちましたが、私は多くの方々に助けられてここまでやってきました。中でも3人の女性幹部に私は助けてもらいました。一人は妻の古城尚子、そして伯鳳会グループ統括看護部長の山内春代さん、伯鳳会グループ統括事務部長の山本美和子さんです。

　妻は私の父が経営していた赤穂中央病院に勤務していた薬剤師でした。私が大学病院に勤めながら赤穂中央病院で当直のアルバイトをしていた時に見初め、結婚しました。現在も薬剤師として赤穂中央病院や関連病院、施設に勤務する以外に、社会福祉法人玄武会の理事長の仕事も兼務しています。

　結婚９年後に私は病院を父から引き継ぎましたが、それが破綻寸前であったためずいぶんとお金の苦労もさせました。当時も妻は薬剤師として赤穂中央病院で勤務をしていましたが、経営の苦しい私の病院からお金をもらっても仕方がないだろうと、近所の開業医さんの門前薬局に勤め始めました。実は、その開業医さんの奥さまはかつて赤穂中央病院に勤めており、妻の部下の薬剤師でした。心境は複雑だったと思いますが、１年余りの経営が底の時期は、調剤薬局の薬剤師として働いてくれました。

　経営不振のため私の給料は半額としましたが、住民税は前年の収入に応じてかかるため手取りは半額以下となったうえに子供も３人、大型犬も１匹いたためお金が足らず、私は知らなかったのですが毎月、月半ばに実家に10万円借りに行き、月末に返済していたそうです。

　岳父は元銀行員だったので「経営者にはそういう時期もある」と平気だったそうです。

　経営が軌道に乗った後も、現場の雰囲気を知らないと私のサポートはできないと薬剤師、社会福祉法人理事長の仕事を続けてくれています。

　伯鳳会グループ統括看護部長の山内さんは、私が赤穂中央病院に帰ってきた時は外科病棟の看護師長でした。当時から看護部のみならず、医師を含めた外科チームの統制を取るのがうまく、他の外科勤務医から「鬼軍曹」と親しみを込めて呼ばれていました。

　私が経営者になってから、副看護部長、看護部長、副院長と昇格してもらい、M&Aを繰り返して病院が増えた現在は伯鳳会グループの統括看護部長として辣腕をふるってもらっています。

　私はこの人ほど「人に言うことを聞かせる」のが上手い人を見たことがありません。硬軟両面を持ち、飴と鞭、理想と現実、優しさと厳しさを使い分けて事業を軌道に乗せます。これが恣意的に行われていれば人はついてきませんが、それが自然にできる、内面からそうなっていることが彼女の強さです。現場監督としては最強の人物です。

伯鳳会グループ統括事務部長の山本さんは、私が赤穂中央病院に帰ってきた時は放射線技師主任でした。私との仕事の接点は当初はあまりなかったのですが、経営移譲前後に私が始めた人事賃金制度制定プロジェクトのメンバーとして参加してもらいました。コンサルタントの斎藤清一先生を毎月お呼びし、丸二日間の講義を受け、次回の先生の来院までに宿題を片付けるスタイルを2年近く続けて人事賃金制度を構築したのですが、講義についていけなかったり、宿題が負担になったりでプロジェクトメンバーは次々に脱落、何度もメンバーの入れ替えを行いました。しかし、山本さんは最後までプロジェクトメンバーとして食らい付き、いつのまにか人事賃金制度プロジェクトのリーダーになっていました。

　何事も最後まで責任を持つ覚悟があり、数字にも強いことから、事務部長として登用しました。財務管理の面でも能力を発揮し、決算報告の銀行提出資料や新規設備投資の試算表、M&Aの目論見書などの作成は彼女なくしてはできません。

　彼女は一度だけ私に辞表を持ってきたことがあります。債務超過のうえ、伏魔殿状態になっており、さらに5年以内に病院新築移転という巨額な設備投資を控えているという最悪の案件、大阪暁明館病院です。規模も大きく、許可病床数ではすでに伯鳳会グループ最大でしたので、これに失敗すると伯鳳会が根こそぎ倒れる心配があるという手を出すべきでない物件でした。私は全損した場合、伯鳳会が存続できなくなる新規事業やM&Aはしないよう心掛けているのですが、この時はかなりのリスクを取りました。

　大げさですが、必敗と思われた桶狭間の戦いに織田信長が打って出たように、経営者なら人生に一回くらいはこのような場面があるのかもしれません。彼女は職を賭して私を止めようとしたのですが、私がどうしても翻意しないとわかると辞表を引っ込め、M&Aが成功するように、その後の計画が成就するように懸命に努力してくれました。投げ出さない彼女の面目躍如でした。

　私はこの３人を「キャンディーズ」と呼んでいます。M&Aの調査や決断、新規建築の建築会議などは主に私とキャンディーズで行っています。

　医療法人、社会福祉法人には理事会も評議員会もあるのですが、正直なところ伯鳳会グループ程度の規模では物事の90％は理事長の判断で決まってしまいます。したがって身近で私の背中を押したり、逆にブレーキをかけてくれる人の存在が大切になります。キャンディーズの３人はその役割を上手く果たしてくれています。イケイケの山本事務部長、中庸の山内看護部長、コンサバティブな妻で落としどころをつくってくれます。特にありがたいのは３人が私の「底意」を汲んで助言、行動してくれることです。「理事長はヤレと言っているが、本当はヤメたいんだろう」、「誰かが止めてくれるのを待っているのだろう」といった阿吽の呼吸がわかる３人です。

　私は男の子なので言い出したことを引っ込めるのは体裁が悪いです。特に男性の部下に言われると「ナンダ、コノヤロー」になりかねません。したがって、物事が私の「底意」のとおりにいかない場合があります。しかし、女性に言われたら「仕方ねえなあ」で矛を収めやすい。自分でもバカだと思いますしジェンダーに対する考え方が古すぎると思いますが、伯鳳会グループはこうして経営され、成長してきました。

　もう一人経営者になって以来のビジネスパートナーがいます。ひびき監査法人の公認会計士・安原徹先生です。

　私が経営者になった時、あまりの乱脈経営に財務や経営を相談できる方が必要と伯鳳会の仕事をお願いしました。当初は御父上が会社の代表で、徹先生は二代目でした。ちょうど私とよく似た立場で年齢も近く、今日まで一緒に仕事をしてきました。安原会計事務所もペガサス監査法人、ひびき監査法人と大きく成長していき、今では大手上場企業をクライアントとしてたくさん抱え、伯鳳会グループのような小さな法人のお世話を頼むのは心苦しいのですが、23年間変わらずにお仕事をお願いしています。

　安原先生はM&Aにも強く、安原先生の組むデューデリジェンス部隊は

いつも良い仕事をしてくれます。このご縁で厚かましくも私が会長を務める公益社団法人日本パワーリフティング協会の監事までお願いしています。安原先生も今では公認会計士協会のお仕事、大学での講義など社会にお返しする仕事が増えてこられたのですが、今も変わらず面倒な仕事ばかりをお願いしています。

　ほかにもたくさんの方にお世話になりました。経営者になりたてのころに経営の手ほどきをして下さった日本総研の谷口知史さん、人事考課制度を作るだけでなく、一般の社会の仕組みを教えて下さった斎藤清一先生、接遇コンサルタントの大野洋子先生、伯鳳会グループの医薬品を一社で請け負ってくれているメディセオさま、多くの病院の設計をしてくれた森康郎先生、株式会社AIDAHOさま、建築を請け負ってくれた竹中工務店さま、フジタさま、戸田建設さま、柄谷工務店さま、松井建設さま。ありがとうございました。

　日本経営さま、日本M&Aセンターさま、山田コンサルティンググループさま、シップコープレーションさま、アインホールディングスさまには何度もM&Aのお世話をしていただきました。

　メガバンク3行さま、多くの地銀さま、信金さまには伯鳳会グループの資金需要を賄っていただきました。

　もちろん病院業界内の諸先輩、友人、後輩にも多大なご支援をいただきました。

　国際医療福祉大学の高橋泰先生、この本を出すことを勧めてくれた日本福祉大学の二木立先生には多くの教えをいただきました。

　そして何より5,000名を超える伯鳳会グループ職員とともに医療介護が今日まで行えたことは感謝に絶えません。最後に家族に感謝します。良い時も悪い時も私を支えてくれた妻、理学療法士の道に進みM&Aを行った病院へ先兵として乗り込んでくれる長男、自閉症のため、伯鳳会の障害者授産施設に勤める次男は障害者福祉という新しい事業の領域を私にもたらし

てくれました。長女は消化器内科医になり関東地方の大学病院で働いていますが、伯鳳会グループの次の時代をつくってくれるでしょう。それから３匹の犬（すべてラブラドールレトリバー）に感謝しなければなりません。すでに鬼籍に入りましたが男らしかったレモン、可愛かったプリン、もう老境に入りましたがいつも明るいカボは変わらず私を愛してくれました。

　私の経営者としてのキャリアも後６年余りとなりましたが、この本を書かせていただいたことは私にとって大変良い区切りになり、勉強になりました。出版を勧めていただいた産労総合研究所の皆さまに深謝いたします。

2022年12月

古城資久（こじょう・もとひさ）略歴

1958年　岡山県岡山市に生まれる
1976年　麻布高等学校卒業
1983年　日本大学医学部卒業、医師免許取得
1994年　医学博士取得

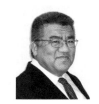

　大学卒業後、岡山大学第二外科に入局し坂出市立病院、国立岡山病院、岡山大学附属病院、倉敷第一病院を経て1994年より赤穂中央病院勤務。

　2001年医療法人伯鳳会理事長に就任、現在に至る。

　日本医療経営学会理事、日本外科学会認定医、日本スポーツ協会スポーツ医。

　趣味はオーディオとパワーリフティング。

　世界マスターズベンチプレス選手権優勝5回、アジアマスターズベンチプレス選手権優勝6回、マスターズベンチプレス世界新記録樹立2回。

　公益社団法人日本パワーリフティング協会会長。

病院経営者の心得とM&Aの実際

2023年4月22日　第1版　第1刷　　　　定価はカバーに表示
2023年8月26日　第1版　第2刷　　　　してあります。

著　者　古城　資久

発行者　平　　盛之

発行所　　㈱産労総合研究所
　　　　出版部　経|営|書|院

〒100-0014
東京都千代田区永田町1-11-1　三宅坂ビル
電話 03(5860)9799
https://www.e-sanro.net

印刷・製本　勝美印刷
ISBN 978-4-86326-345-1 C3047